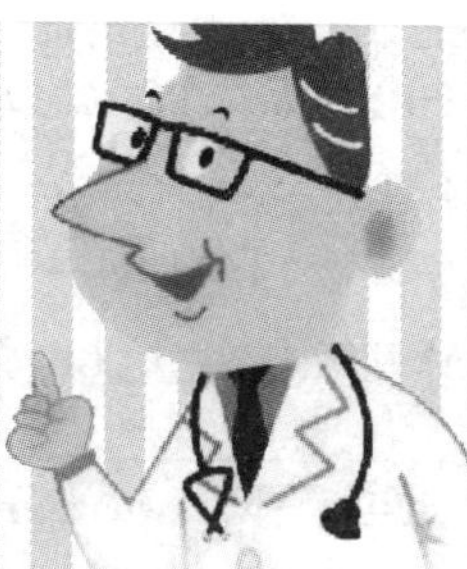

听懂医生的话：

医患关于用药的有效沟通

杨继章　编著

人民卫生出版社

图书在版编目（CIP）数据

听懂医生的话：医患关于用药的有效沟通 / 杨继章编著 .
—北京：人民卫生出版社，2016

ISBN 978-7-117-22174-0

Ⅰ. ①听… Ⅱ. ①杨… Ⅲ. ①医嘱－通俗读物②用药法－
通俗读物 Ⅳ. ①R4-49②R452-49

中国版本图书馆 CIP 数据核字（2016）第 036127 号

人卫社官网	**www.pmph.com**	**出版物查询，在线购书**
人卫医学网	**www.ipmph.com**	**医学考试辅导，医学数据库服务，医学教育资源，大众健康资讯**

听懂医生的话：医患关于用药的有效沟通

编　　著： 杨继章
出版发行： 人民卫生出版社（中继线 010-59780011）
地　　址： 北京市朝阳区潘家园南里 19 号
邮　　编： 100021
E - mail： pmph @ pmph.com
购书热线： 010-59787592　010-59787584　010-65264830
印　　刷： 北京汇林印务有限公司
经　　销： 新华书店
开　　本： 850 × 1168　1/32　**印张：** 8.5
字　　数： 156 千字
版　　次： 2016 年 4 月第 1 版　2016 年 4 月第 1 版第 1 次印刷
标准书号： ISBN 978-7-117-22174-0/R · 22175
定　　价： 25.00 元
打击盗版举报电话：010-59787491　E-mail：WQ @ pmph.com
（凡属印装质量问题请与本社市场营销中心联系退换）

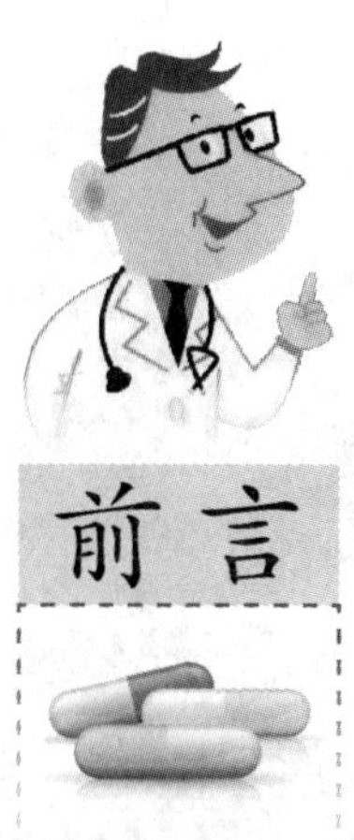

前言

沟通不畅往往是生活中很多矛盾与问题发生的根源。在临床上，对于用药医嘱，由于医生工作繁忙，交流时间严重不足，加之医患信息的不对等，尽管医生或药师已向患者做了用药交代，但是结果有些患者或其家属还是没听明白，因此引发了很多用药上的“误操作”。本书从患者用药教育的角度出发，甄选临床实践中常见的用药医嘱以及患者用药过程中多发的用药问题与用药注意加以讲解。力求把问题讲清说透，以弥补客观上带来的不足，让患者真正听懂医生的话，使读者切实理解怎么用药才合理，在日常用药过程中准确操作，正确执行医嘱，确保用药安全有效。

杨继章

2016 年1月

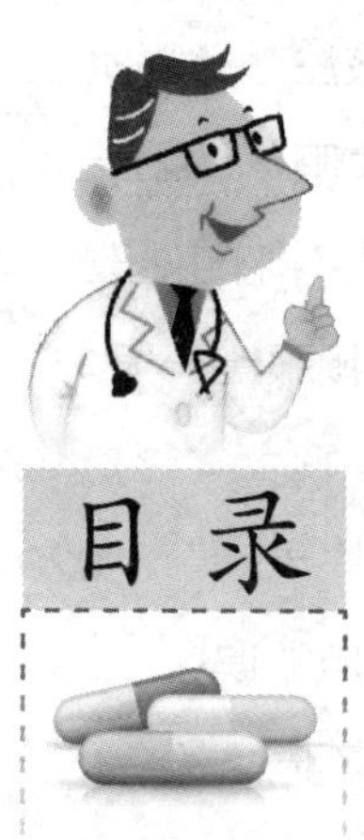

目录

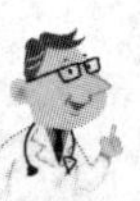

第三章　新晋妈妈的用药医嘱 / 057

第四章　关乎孩子的健康，你得听明白 / 069

第五章　常见疾病用药的进阶课堂 / 125

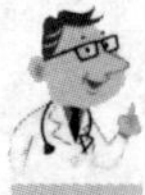

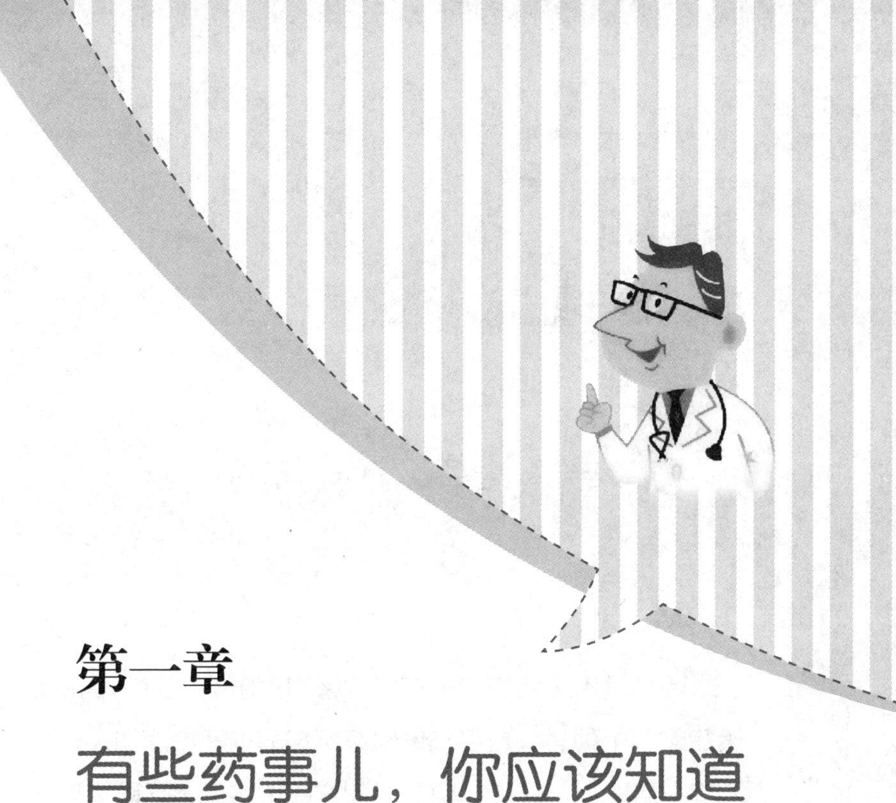

第一章

有些药事儿，你应该知道

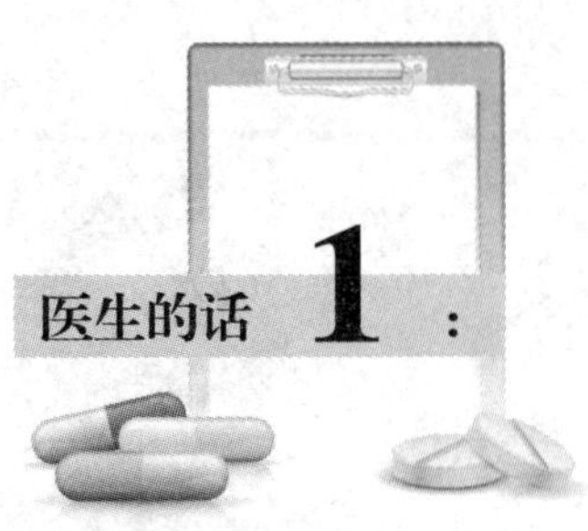

药品≠保健品，两者各司其职

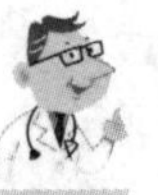

药品是用于疾病的治疗、诊断和预防的，而保健品是食品的一个种类，是用来保健和疾病的辅助治疗的，两者之间有着明显的区别。但是有的产品如维生素、矿物质元素类产品，有的是药品，有的却是保健品。应该怎么区别呢？

疗效方面的区别。作为药品，一定要经过大量的临床前动物实验和临床验证，并通过国家食品药品监督管理总局审查批准，有严格的适应证，治疗疾病有一定疗效；而作为食品的保健品，并没有严格的适应证，只经过动物实验，不需要经过临床验证，没有明确的治疗作用。国家规定保健品的说明书上不准讲“治疗什么疾病和疗效”。

不良反应明确程度不同。药品的生产及其配方的组成都要经过国家有关部门严格审查并通过药理、药效和毒理的严格试验和多年的临床观察验证，经过有关部门鉴定批准后，方可投入市场。而保健品不需经过医院临床试验等便可投入市场。因此，相对于保健品，药品的不良反应必然明确很多。

生产过程的质量控制不同。作为药品维生素类产品，必须在制药厂生产，空气的清洁度、无菌的标准、原料的质量等必须符合国家食品药品监督管理总局对制药厂的质量控制要求，目前所有的制药厂都要符合 GMP 标准，即药品生产质量管理规范；而作为食品的维生素类产品（食字号），则可以在食品厂生产，其生产过程的标准要比药品的生产标准低。

批准文号不同。批准文号是从产品外观上判断是药品还是保健品的最直接依据。凡是药品产品外包装上都注有“国药准字……”的标识。而保健品则注有“卫食健字……”或“国食健字……”，前者是 1996~2003 年的 7 月间由卫生行政部门批准的产品，后者则为 2003 年 11 月起由食品药品监督管理部门批准的产品。全部的“国食健字”产品和部分“卫食健字”产品附有保健食品的专署标志“蓝帽子”。相关信息也都可以登录国家食品药品监督管理总局网站数据查询栏目进行查询。

蓝帽子标志

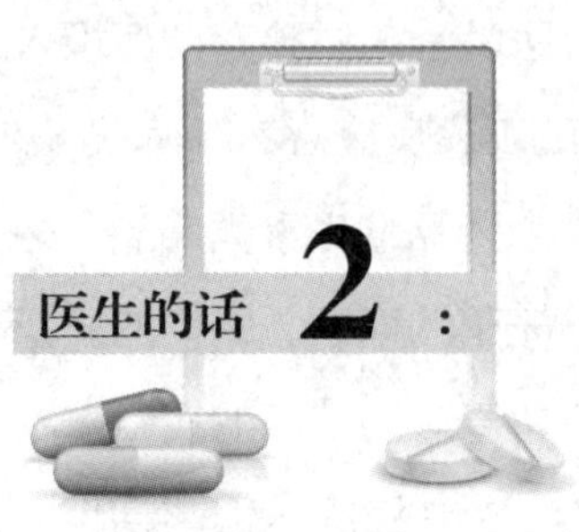

有些药物服用后会使大小便变色

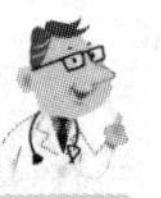

大小便（粪便、尿液）是人体的主要排泄物质。正常大便为黄色。正常尿液颜色为淡黄色，可随饮水量或尿量的多少有所不同，如饮水多，尿液稀释，可为淡黄或无色，饮水过少，尿液可变深黄。

服用某些药物后，药物以原形或代谢物的形式通过大便或尿液排出，可以使大便或尿液染上不同颜色。

能引起尿液变色的药物

常用药物	尿液可能发生的颜色变化
小檗碱、维生素 B_2、复合维生素 B、四环素	黄色
利福平、磺胺嘧啶、大黄类制剂	橙黄色
氨基比林、酚酞、苯琥胺、苯妥英钠	红色

续表

常用药物	尿液可能发生的颜色变化
氯喹、呋喃唑酮（痢特灵）	棕色
阿米替林、吲哚美辛（消炎痛）、亚甲蓝	蓝绿色
氨苯蝶啶	淡蓝色
呋喃妥因、伯氨喹、帕马喹、磺胺类	赤黄或棕黄色
甲硝唑、甲基多巴、左旋多巴（大量）、酚类	暗黑色
左旋多巴、甲基多巴、奎宁	棕黑色

以上药物使尿液变色，属于正常现象，不影响继续用药。

能引起大便变色的药物

常用药物	大便可能发生的颜色变化
硫酸亚铁、富马酸亚铁、枸橼酸铁铵等含铁制剂，碱式碳酸铋、枸橼酸铋钾、含铋的复方制剂（胃必治、胃得乐、乐得胃）及活性炭	黑色
硫酸钡（多在胃肠钡餐透视时应用）	灰白色
利福平、恩波吡维铵（扑蛲灵）	红色
含大黄类药物	深黄色

另外，有些食物，如动物血、菠菜等，食用后也会使大便变成黑色。

而有些药物对胃肠道有刺激性，如阿司匹林、保泰松、羟布宗、华法林等，若长期服用，可造成消化道出血，使大便带血或出现黑便、柏油样便，这是药物的不良反应，出现这种情况应立即停药。

因此，凡发现大小便变色，首先应从食物或药物上找原因，如若药物原因，停药后通常大小便就可以恢复正常，不必惊慌。若非药物也非食物所致，则应考虑疾病作祟，及时上医院检查诊治。

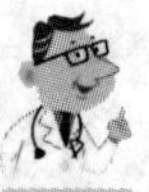

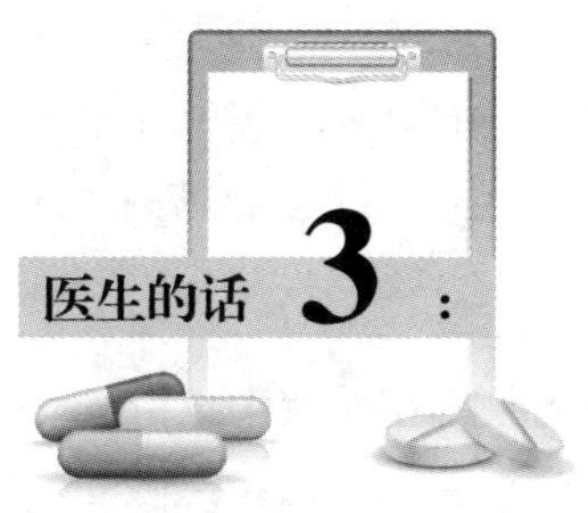

药物的用药间隔时间都有一定的科学依据

药物进入人体内，被吸收后，会进入到血液中。而在体内的最终结果是被逐渐排出体外，如不及时补充，血中药物浓度降低，药物治疗作用将随之减弱。但是如果缩短用药间隔时间频繁给药，就相当于增加了用药剂量，会加重药品不良反应，易造成药物中毒。因此，为了维持恒定的有效血药浓度进而达到满意的治疗效果，按一定的间隔时间给药是必要的。

半衰期与服药次数

临床上，服药的次数是根据药物的半衰期来决定的。**药物的半衰期，是指血液中药物浓度下降一半所需要的时间。**

按半衰期的长短，常用药物分为4类。半衰期在1~4小时的超快或快速消除类、半衰期在4~8小时的中等消除类、半衰期在8~12小时的慢消除类和半衰期大于24小时的极慢消除类。每日给药的次数，是根据24小时内药物在人血液中的浓度变化确定的。

如果你想使超快或快速消除类药物在血浆中维持某一合适浓度，给药就得较其他类药物频繁些。超快或快速消除类，都以静脉滴注为宜，如氨苄西林半衰期为1.0~1.5小时，因此可以持续滴注。

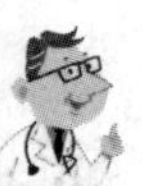

中等消除类可取半衰期的长短作为给药间隔，如磺胺异噁唑半衰期为6.0小时，因此每隔6小时一次，即一日4次给药；又如甲硝唑的半衰期为6~11.5小时，因此每天给药3次。

消除慢的药物，如抗癫痫药扑米酮半衰期为8小时±4.8小时，因此一日2~3次给药为宜；美西律半衰期是10~20小时，因此每天给药2次。

极慢消除类可按每天给药一次。因为在给药间隔期间内，这类药物浓度的波动幅度决不会像快速消除类药物引起的幅度那么大，如磺胺甲基嘧啶半衰期为15.0~45.0小时，因此一日只给药一次。

由此可见，药物的用药间隔时间都是有一定的科学依据，并且每种药物各不相同的。因此，患者服药一定要遵医嘱或按说明书按时服用。

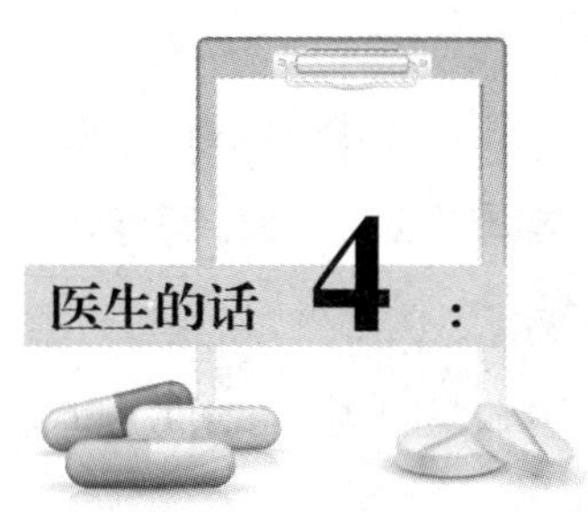

那些容易引起老年人不良反应的药物

人老病生，一人多病的现象普遍存在，用药品种多、剂型多，加之老年人个体差异较大，对药物的耐受能力也不一样，导致老年人用药中的问题日益严重，药物不良反应居高不下。据研究表明，药物在老年人身上发生不良反应的概率是成年人的 2~3 倍。下面列举了几种容易引起老年人不良反应的药物：

地高辛　由于本药大部分由肾脏排泄，如果老年人的肾清除能力下降，使得本药排泄减慢，血中浓度升高，常规剂量就可引起中枢神经障碍或严重的心脏毒性，一般老年人用药量应为青壮年的 1/4。因此必须在医生的指导下使用本品，并严密观察，有条件时可做血药浓度监测。

普萘洛尔（心得安）　可因老年人肝功能变化或血浆蛋

白含量的下降而使副作用增多，如头痛、眩晕、嗜睡、心动过缓、低血压或心脏传导阻滞等。

利多卡因 老年人使用本品时如排泄减慢或剂量过大均可引起精神症状和心脏抑制。老年人有心脏传导阻滞、脑血管病或过敏者禁用。

哌替啶（度冷丁） 老年人应用本药时易出现呼吸抑制等严重副作用，必须使用时应从小剂量开始。

地西泮（安定） 老年人长期服用后，中枢抑制的发生率增高，宜减少剂量。

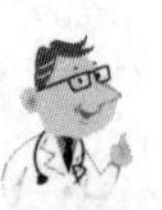

碳酸锂 老年人排泄慢，易引起蓄积中毒，应小剂量服用并严密观察。

左旋多巴 是治疗帕金森病的常用药，易引起恶心、呕吐、低血压、晕厥、定向障碍等严重副作用，应小剂量服用并严密观察副作用。

苯妥英钠 对肾功能低下或患有低蛋白血症的老人，可增加神经和血液系统的副作用，应根据年龄适当减少剂量。

阿米替林 多数老年人服后可引起不安、失眠、健忘、定向障碍、妄想等症状，而且与剂量关系不大，发现后要立即停药。

肝素 老年人尤其是老年妇女，用药后出血发生率增加，要严密监测出血征象，并避免与阿司匹林同用。近年来发现老年人使用低分子肝素钙比肝素更为安全。

利尿药 可引起脱水和体内电解质失衡，使用中应严密观察电解质的变化。和强心苷合用时要注意易发生强心苷中毒。

庆大霉素、卡那霉素 由于这类药主要由肾脏排泄，老年人肾功能降低，排泄减慢，可引起耳毒性和肾毒性，所以老年人最好不用，必须用时要注意减量。

青霉素 近年来使用剂量越来越大，但老年人使用剂量过大可引起中枢神经系统的不良反应，如意识障碍、惊厥、癫痫样发作甚至昏迷等症状。

四环素 老年人使用后排泄减慢，宜减少剂量或延长给药时间间隔。

博来霉素 可引起老年人的严重肺毒性，如肺炎样变和肺纤维化，使用中必须监测肺功能。

苯巴比妥 可引起过度抑制或出现兴奋激动现象，尤其是出现兴奋时不可再盲目加大剂量，而是应减量或加速药物排泄。

保泰松、吲哚美辛（消炎痛）、阿司匹林等解热镇痛药 常服用保泰松可引起水肿和再生障碍性贫血；常服用吲哚美辛可引起眩晕、精神障碍、腹泻、胃肠出血、胃溃疡等不良反应；常服用阿司匹林等解热镇痛药，如果用量偏大或两次用药间隔太短，常引起老年人大量出汗而虚脱。这些药物老年人应慎用或少用。

导泻药 老年人便秘多为因身体过胖，腹部肌肉无力，肠蠕动减弱所致的功能性便秘，长期服用导泻药可引起体中钙和脂溶性维生素 A、维生素 D、维生素 E、维生素 K 的缺乏，因此必要时可选用甘油栓、开塞露配合中药番泻叶、通便丸。

如果用到以上药物，应特别注意相应不良反应的发生，并合理控制用药剂量和用药周期。

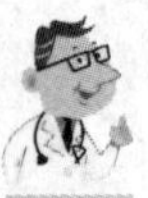

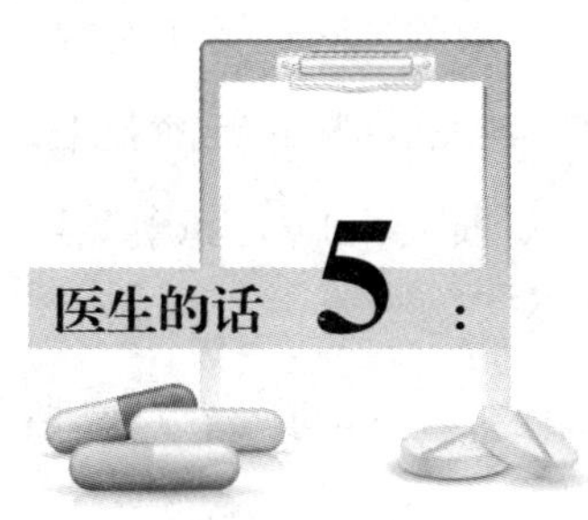

空腹、饭前、饭中、饭后、含服、嚼服和吞服有讲究

空腹、饭前、饭中、饭后、含服、嚼服、吞服等是在医生的用药交代中出现的高频词汇，在服药时，要根据药物使用的具体要求，认真掌握和正确运用这些服药方法。

简单名词不简单

空腹服药是指清晨空腹将药服下。因为此时胃和小肠内的食物经一夜的消化已基本不存在了，有利于药物和胃肠的接触。药物在胃内刺激胃液分泌，引起胃的蠕动，胃黏膜血供多，使药物能充分吸收，快速地发挥效能。如：抗结核药利福平等，空腹服药后 2 小时血药浓度就可以达到高峰，并且迅速分布到全身。

饭前服药是指在饭前30~60分钟服药，此时胃中食物少，有利于药物在胃内吸收并作用于胃壁。而且胃排空快，可使药物迅速到达小肠。对胃无刺激性的药物应饭前服用，如助消化药胃酶合剂、乳酸菌素片，促进胃动力药甲氧氯普胺、多潘立酮等也应饭前服。

饭中服药是指在少量进食后服药，这样可减少对胃黏膜的刺激，如布洛芬等。

饭后服药是在饭后15~30分钟后服药。由于多数药物在小肠内吸收，故药物的开始显效时间、药效强度与药物通过胃到达小肠的速度有关。饭后服药由于食物的存在，食物吸水而使消化道内液体减少，从而延缓了药物的崩解和溶解；食物能引起消化道内容物的黏度增高，从而妨碍药物向消化道壁的扩散；食物还影响胃的排空，从而推迟药物在小肠内的吸收。对胃黏膜有刺激性的药物宜饭后服用，如阿司匹林、硫酸亚铁等。

含服时，要注意不要咬碎、喝水或吞咽，要待药片慢慢溶化，如草珊瑚含片等。服复方氢氧化铝片（胃舒平）、干酵母就不同了，先嚼碎后再吞服，这样用疗效好。

缓释胶囊及肠溶胶囊或肠溶片需要吞服，如康泰克、红霉素肠溶片，要保持其完整性，千万不要嚼碎，以免其接触胃酸而降低疗效。吞服时要多饮水，切忌干吞，以防使胶囊黏附于食管壁。在食管内停留时间过长，易造成食管黏膜损伤，严重的会引起出血。

另外，吞服药物时应采取最佳服药姿势，即站位或坐位。服药后不要马上仰卧，可采用坐位或站位，保持 2 分钟，以免药物滞留在食管内。

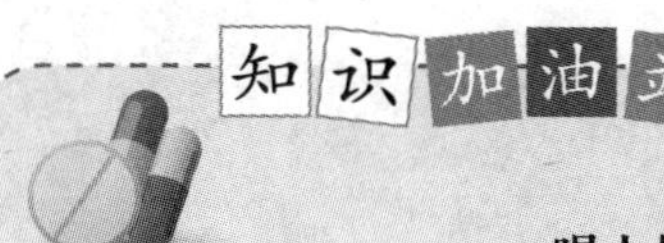

喝水与不喝水

肝硬化合并食管静脉曲张的患者，服药不用水，可能会将食管静脉划破，造成大出血，后果会不堪设想。

在服用止咳糖浆时，服药后不能马上喝水。由于部分止咳糖浆的止咳作用，依靠糖浆覆盖在咽部黏膜表面，减轻炎症对黏膜的刺激。若服药后立即饮水会降低咽部黏膜表面的药物浓度，降低药物的止咳作用，所以服后不宜马上喝水。

总之，只有科学地掌握服药的时间、方法，正确地服药，才能保证药物获得最佳疗效，从而达到防病治病的目的。

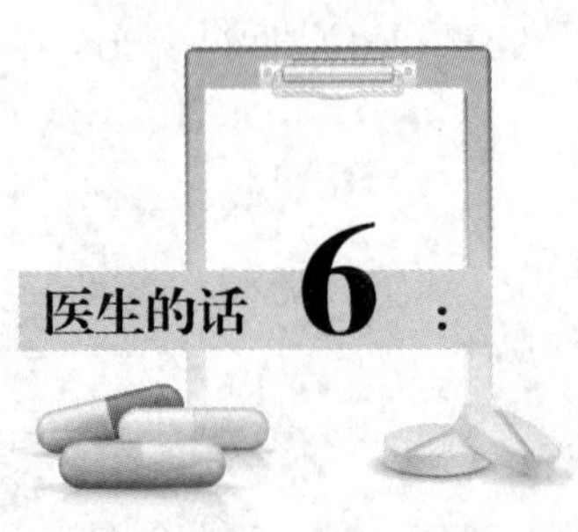

慎用、忌用、禁用，小心一字之差

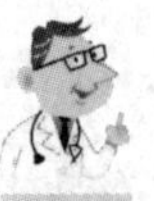

我们在阅读药品说明书时，常常会看到"慎用""忌用""禁用"等字样，三者仅一字之差，那么它们有什么不同呢？

慎用　指的是用药时要小心谨慎，要注意观察有无不良反应，如出现某些不良反应时，应立即停药。通常要慎用的对象多是小儿、老人、孕妇以及心、肝、肾等脏器功能低下的人。因为这些特殊人群，或因生理、或因病理因素，可造成在使用药品时，身体对一些药物容易出现不良反应，所以对一些药物不能轻易使用。如喹诺酮类抗菌药可诱发癫痫，有癫痫病史的人应慎用，另本类药物可影响软骨发育，孕妇、未成年儿童应慎用。慎用并不是说不能用，一般来说，慎用的药品应当向医生咨询后使用。

忌用 指的是不宜用或避免使用或最好不用之意。比“慎用”进了一步。忌用的药品其不良反应比较明确，发生不良反应的可能性很大。如具肝肾毒性的药物，肝肾功能不全的患者要忌用，否则会进一步加重肝肾功能损伤。如吲哚美辛（消炎痛）可引起肝功能损害，所以肝功能不全者应避免使用；再如丙米嗪可能引起新生儿畸形，故妊娠初期的孕妇应忌用。忌用的药品通常最好不用,若病情急需，应以药理作用相似、不良反应小的药品代替，或合用其他药物来对抗不良反应。

禁用 指的是没有任何选择的余地，严禁使用的药物。指药品对患有某种疾病或对某些药物有过敏史的人禁止使用之意。是对用药的最严厉警告。一旦误用，将会出现严重的不良反应，甚至危及生命。如对青霉素过敏的患者禁用青霉素，否则一旦应用就会出现过敏反应甚至过敏性休克，抢救不力还有可能造成生命危险。又如胃溃疡患者禁用阿司匹林，否则易造成胃出血甚至胃穿孔。

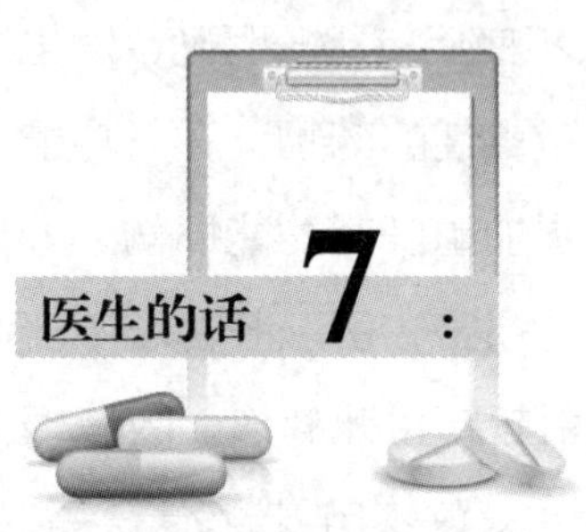

有些药物服用时应该注意多喝水

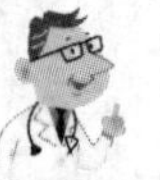

服药时，应适当饮水送服，切忌干吞药片，以免药物附于食管壁，造成对黏膜的损伤，甚至引起溃疡出血。在服用有些药物时，还要注意多喝水。对溶解度小而服用剂量较大的药物，增加饮水量可以增加其溶出量，提高血浆药物浓度，增强药效。对于刺激性的药物，若胃中没有足够的水分稀释，会造成局部药物浓度过大而刺激性增大，引起胃部溃疡。

那些需要多喝水的药物

磺胺药 磺胺药主要由肾脏排泄，在尿液中的浓度高，容易形成结晶性沉淀，出现结晶尿、血尿、疼痛和尿闭。

在服用磺胺嘧啶、磺胺甲噁唑、复方磺胺甲噁唑等磺胺药后，应该大量饮水，并可以加服碳酸氢钠以碱化尿液，促使结晶的溶解度提高，防止形成结晶尿。

缓泻药 便秘时服用车前番泻颗粒（艾者思）需用足够量的水送服，一般不低于500ml。因番泻颗粒中的卵叶车前草的种子及果壳中含有纤维，在肠道中遇水膨胀形成黏液团，使大肠内粪便膨胀软化，易于排出。服用孕妇较适合的治疗便秘药——小麦纤维素颗粒（非比麸），也应多喝水。

平喘药 这种药可提高肾血流量，具有利尿作用，可以使尿量增多而容易引起脱水，出现口干、多尿或心慌。同时哮喘者又往往血容量较低。所以多喝水可以避免脱水现象的发生。

利胆药 利胆药能促进胆汁分泌和排出，机械地冲洗胆道，有助于排出胆道内的泥沙样结石和胆结石术后残留的结石。利胆药中苯丙醇、羟甲香豆素、去氢胆酸服后可引起胆汁的过度分泌和腹泻，因此，服用期间应尽量多喝水，以避免过度腹泻而造成脱水。

双膦酸盐 阿仑膦酸钠、帕米膦酸、氯膦酸等药物用于治疗高钙血症时，可致电解质紊乱和水丢失，故应注意补充液体。

抗痛风药 应用抗痛风药苯溴马隆或别嘌醇时应多饮水，一日保持尿量在2000ml以上。同时应碱化尿液，以防尿酸在尿道形成结石。

抗尿结石药 服用中成药排石汤、排石冲剂更应该多喝，保持一日尿量在 2500~3000ml，以冲洗尿道并稀释尿液，降低尿液中盐类的浓度，减少尿盐沉淀的机会。

电解质类药物 腹泻时口服补液盐，每袋要加 500~1000ml 凉开水冲溶后服下，以补充因腹泻而丢失的水分。

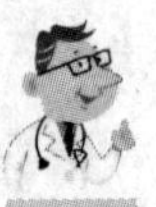

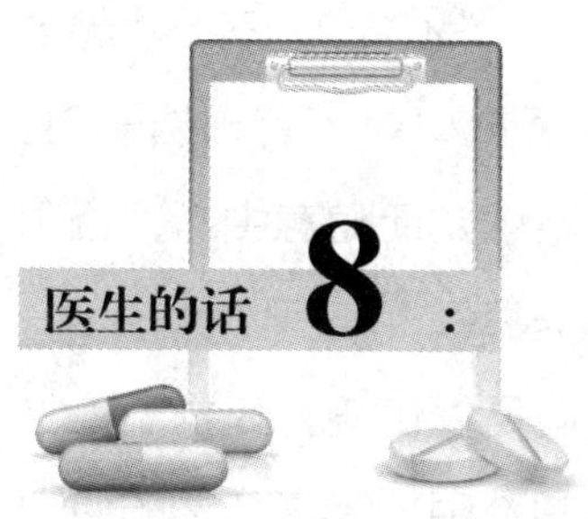

有些药物不能突然停服

在治疗疾病的过程中，有些药物不能突然停服，这主要与药物所治疗的疾病有关，一旦突然停药，轻者症状复发，重者出现严重并发症。

那些不能突然停服的药物

洋地黄类强心药物　最常用的是地高辛片，主要用于治疗慢性心功能不全和心律失常。此类药应严格按医嘱使用，绝对禁止到药店自选使用。经医生诊断为心力衰竭和顽固性心律失常者，往往需要长期用地高辛，停药的机会较少，如果要停药，也必须经医生同意，逐渐减量缓慢撤药。

防治心绞痛类药物　冠心病患者发生心绞痛，是由于冠状动脉狭窄突然痉挛引起心肌缺血缺氧而引起的，而治疗心绞痛的药物，如硝酸异山梨酯（消心痛），不但能起到速效抗心绞痛的作用，而且长期适量口服还有预防作用。服用这类药物的患者，不能以自我感觉而随意中断，否则易导致心绞痛发作，甚者引起心肌梗死。

防治高血压类药物　高血压病是慢性病，药物治疗主要目标是使血压保持在一定的正常范围。降压药物的使用不能停停服服，也不能随意增量、减量，否则可能导致血压忽高忽低，很容易产生脑血管意外。所以对高血压患者的用药治疗，尤其是老年患者要坚持服药，就是血压平稳了，调整一个最低维持量也不要停药。

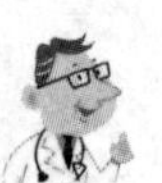

抗心律失常类药物　此类药物，如普萘洛尔（心得安）除用于治疗心律失常外，也可用于冠心病患者。若突然停药有发生心绞痛，甚者引起心肌梗死的危险。因此，必须采取逐渐减量、缓缓停药的方法。

抗癫痫及抗精神病类药物　此类患者常需持续服药，以预防和控制患者发作，若突然停药，使病情难以控制。

以上几类药物所治疗的疾病都是慢性顽症，药物治疗是长期的，但疾病还不易根除，而且这些疾病一旦发作，都随时可能导致严重后果。因此，在家里用药，一定要遵照医生嘱咐，千万不要突然停药。

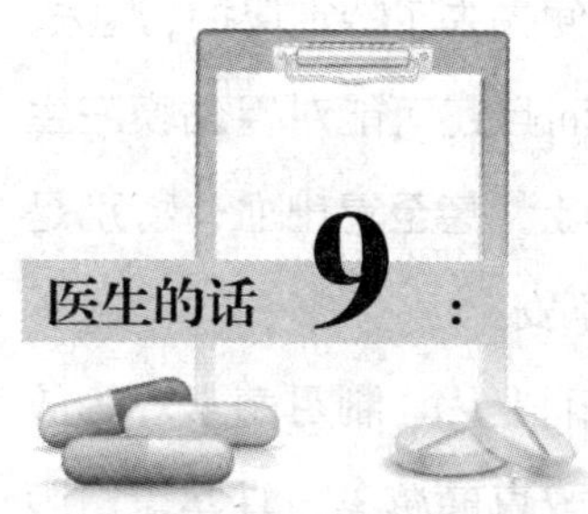

没有医嘱，服药方法不能随便改

不同的药物有不同的服药方法，这样可以增加疗效、减少不良反应。但很多患者在用药时却随意更改药品的使用方式。

这些错误用法，你有吗?

将胶囊里面的药粉倒出来服用。比较常见的是家长将药粉倒出来给儿童服用。这种操作必须在医师或药师的指导下，因为许多胶囊属于缓释药物，在人的肠胃里慢慢释放剂量，使药物作用持久，体内药物浓度均衡。若倒出来吃，破坏了剂型设计，就会影响药品疗效。

将糖衣片压碎服用。这种方法经常被家长们采用，他们认为，将药片捻碎不仅方便给孩子灌药，而且还利于孩子吸收。岂不知，糖衣一旦破裂，便失去了特定保护、遮味、隔离等作用，不但会降低疗效，而且还可能对胃黏膜产生较强的刺激作用，出现恶心、呕吐，甚至胃出血，特别是儿童和老人，用这种方法服药更不安全。

将口服改外用。有些人将甲硝唑片、制霉菌素片等放置于阴道内，用于治疗阴道滴虫或真菌感染。其实，口服制剂很难在阴道中释放崩解，所以疗效甚微，甚至还会出现不良反应。

针剂改口服。有些人害怕疼痛不愿注射，或认为针剂质量高、疗效会更好，所以将葡萄糖注射液等直接喝进肚子，殊不知这样喝针剂会影响药效发挥。因为针剂一般剂量要比口服小，加上胃液破坏，药效会大打折扣。

含片改口服。有的人嫌含片麻烦，时间长作用慢，便一吞了之，这样做根本不能达到服药目的。如将硝酸甘油片含于舌下，药片能在唾液中迅速溶解、扩散，经口腔黏膜毛细血管吸收直接进入血液，2~3 分钟即可奏效。但如果将其口服，不但吸收慢，还会被胃液破坏，使其功效大大降低。再比如治疗咽喉肿痛的含片，含服的方法能直接对咽喉局部发挥作用，口服起效慢而且药效也会大大降低。

因此患者一定要在医生指导下、按照说明书正确服药，以确保药品疗效和用药安全。

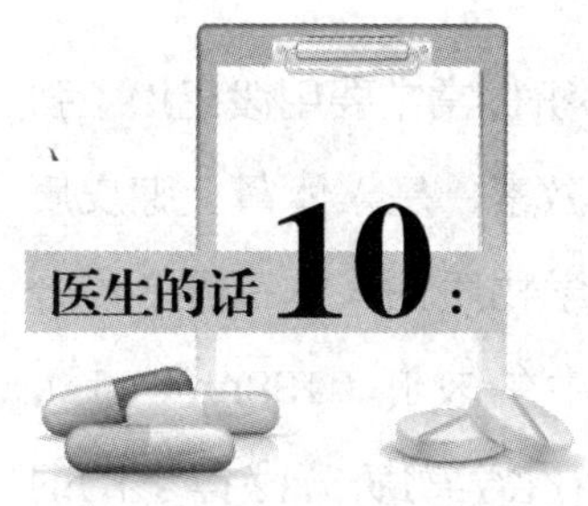

服用激素早晨一次顿服比一天3次好

公鸡报晓，三叶草在晨光中举起叶子，人的体温在清晨最低。生物都有一定的时间节律性，我们通常把它叫作“生物钟”，这些规律是不以人的意志为转移的。药物的使用也与此种规律息息相关，只有在最适当的时候用药，才能和生理变化的时间规律性协调一致，就像军人跑步一样，“一二一”，同步化，“步调一致”才能使疗效发挥得最好，而使毒副作用降到最低。因此，科学家们根据人体的时间节律性，按照不同的药物，设计出一个个最好的用药方案，力求获得最佳的效果。

1次大于3次

治疗风湿热和喘息性支气管炎时，常常要用泼尼松（强的松）类药物，它们统称为皮质激素，是人体肾上腺皮质所分泌的一种化学物质，这种化学物质在人体早晨8点分泌量达到高峰（414nmol/L），中午较低（138nmol/L），晚上最低（28~55nmol/L）。这种化学物质分泌得多的时候，人的心跳加快，体温上升，血流加速，代谢旺盛，等到中午就慢慢地减弱，到晚上处于低潮。服用皮质激素治疗疾病，也要适应这种规律，如果我们服用皮质激素类药物，按每日3次的平均分配法服用，那早晨的量就显得不够，中午、晚上则显得过多，尤其是晚上与生理情况极不协调，于是毒副作用就增大。如果把服用方法改成与生理分泌情况一致，也就是说，将一天用量的泼尼松在早晨一次服下，甚至药量还可以减少一些，收到的疗效比每日3次的服用方法要高，毒副作用则要小得多，而且还省事、省钱。有人对比了泼尼松的每日3次和每晨1次服药法，结果，每日3次服药法的胃溃疡发生率明显高于每天早晨服药法。其他很多方面，也证实了每天早晨服药法较好。

人体的痛觉高峰是在中午11~12点，据分析，此时是人的脑组织分泌内啡肽最低的时刻。早上6点以后，痛觉最灵敏，拔牙以后，痛得最厉害，止痛药片需要服得多

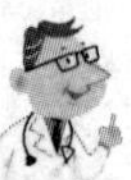

一些；而晚上6点以后拔牙，痛觉较差，止痛药片就需服得少一些。

若能根据药物作用的时间节律择时给药，那必将会收到良好的效果。

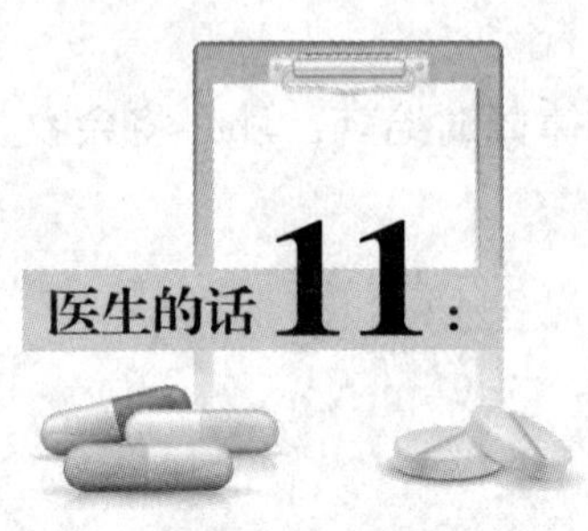

老年人用药的“六先六后”

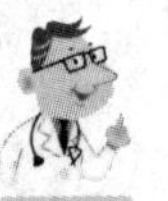

人上了年纪，不得不承认，相对于年轻时，各方面的功能都有所退化。但每个人的情况确实又各不相同，加之药品说明书中关于老年人的用药说明更是少之又少，因此，对于老年人用药还是要抱以审慎的态度，有先有后，科学治疗。

先明确诊断，后确定治疗。老年人免疫功能减退或失调，一人多病的现象普遍存在，当发现身体不适时应及时找医生明确诊断，而后根据病情参考医生建议，确定治疗方案。不可自己想当然乱用药，否则易导致药不对症及引起药物不良反应。

先食疗，后药疗。俗话说：“是药三分毒”，所以，能用食疗的先用食疗，可谓“一箭双雕”，如喝姜片红糖水可治疗风寒性感冒。食疗后仍不见效可考虑用理疗、按摩、针灸等方法，最后选择用药物治疗。当然，这还要根据病情的轻重缓急，也不可讳疾忌医，偏信食疗偏方。

先外用，后内服。为减少药物对机体的毒害，能用外用药治疗的疾病，比如皮肤病、牙龈炎、扭伤等可先用外用药解毒、消肿，尽量不用内服消炎药。

先用口服药，后用注射药。有些中老年人一有病就想注射针剂，以为用注射剂病好得快，其实不然。药物直接通过血流向全身，会进入心脏，直接危及血管壁和心脏。因此，能用口服药使疾病缓解的，就不必用注射剂。

先用中药，后用西药。中药多属于天然药物，对于不少慢性疾病的治疗有其独到之处。而老年人多患慢性病或有老病根，可以优先服用中药进行调理。当然，中药同样存在毒副作用，特别是一些中成药，其实是加有西药成分，因此服用中药同样要审慎，应该在有相应资质的专业人员指导下使用。

先用老药，后用新药。近年来，新药、特药不断涌现，一般地说它们在某一方面有独特疗效，但由于应用时间较短，用药人群还相对有限，其缺点和毒副作用尤其是远期副作用还没被人们认识，经不起时间考验而最终被淘汰的新药屡见不鲜。因此，老年人患病时最好先用中西老药，确实需要使用新、特药时，也要慎重。

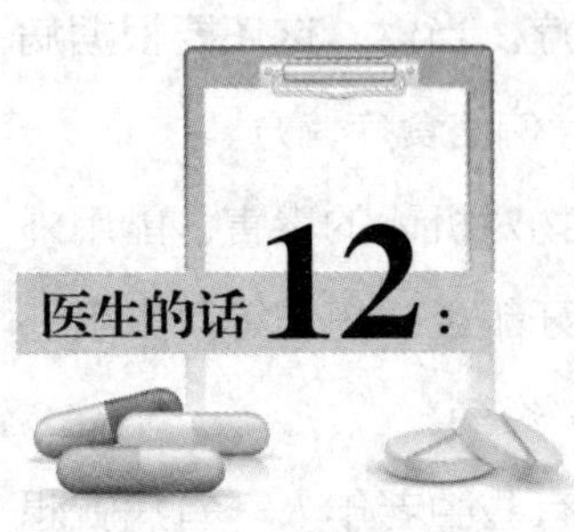

切勿踏入中成药使用的误区

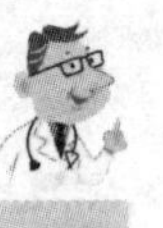

随着中药现代化的大力推进，人们在日常用药中越来越多的会用到中成药，特别是不少常用中成药都属于OTC药（非处方药），人们可以自行在药店里购买使用。然而其实中成药的使用“门道”可不少，一不小心，就踏入了使用的误区。

肆意加大剂量。许多人认为中成药药性缓慢，需加大剂量才会有效。但有的中成药中含有一定的毒性成分，服用时有严格的剂量限制，即使有一些不含毒性成分的药品，也不可过量使用。比如更衣丸，其主要成分是芦荟和朱砂，功效是泻火通便，适应于心肝火旺的烦躁不眠和大便秘结，其中朱砂为矿物类，不易消化，适量服用可镇静促眠，量大反而适得其反。还有的中成药中含有西药成分，如消渴丸中含有格列本脲，大剂量服用可引起低血糖。

不对症选药。中医讲究辨证论治，即对症下药。比如咳嗽，有热咳、寒咳、伤风咳嗽、内伤咳嗽之分，止咳药也有寒、热、温、凉之分，若不对症选用，止咳的效果必定不好。例如蛇胆川贝液偏寒，风寒咳嗽者不宜；消咳喘则偏热，黄痰带血者又不宜。

盲目与西药同服。中西药各自都有自己的物理、化学特性，合理同用可减少毒副作用，提高效果，因此越来越受到欢迎。但并不是所有的中、西药都能合用，有的也可能相互干扰，降低效果，甚至发生中毒。因此，中西药合用者，即使没有药物禁忌，也应相隔一些时间服用，这样比较安全。

煮沸与沸水冲服。大多数中成药均应以温开水吞服。沸水冲服甚至是煮沸后服用，不但不利药效发挥，而且部分挥发性的药物成分也会由此丧失。另外，滋补品所含的糖酵素和不少营养素很容易在高温下分解变质而遭破坏。

服用苦味中成药加糖。常言道“苦口良药”。苦味本身也有治疗作用，比如有些健胃药，是靠苦味来促进消化液分泌的，加糖后会降低其刺激作用。同时，中成药化学成分复杂，其中的蛋白质、鞣酸可与糖起化学反应，因此加糖不但影响药效，还可能危害健康。

不注意使用期限。许多人错误地认为中成药可以长期使用，我们且不说中药本身时间长会变质，或药效丧失，就是中成药的包装外壳也是有限期的。如丸剂外壳多用蜡制成，起封闭、保护药效的作用，时间过长后会出现干、裂现象，影响药品质量。

总之，任何药品使用之前都应认真阅读药品说明书，必要时还须在专业人员的指导下使用，中成药当然也不例外。

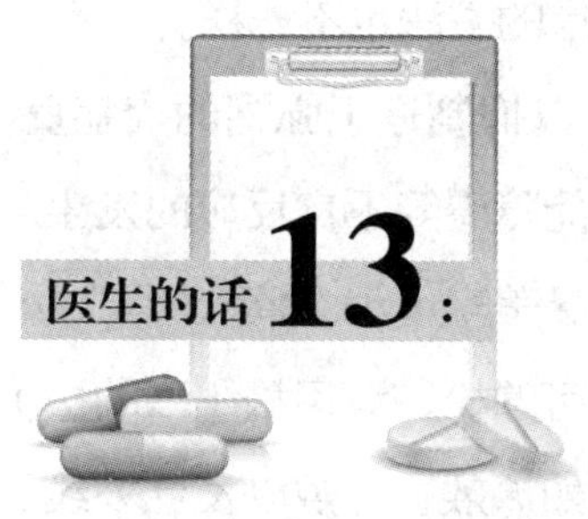

炎症与感染的意义不同，治疗的方法也不一样

日常生活中，遇有感冒发热、咳嗽、外伤，很多人认为发炎了，首先就想到要用抗生素，将炎症与感染相混淆，将消炎药与抗生素混为一谈。其实，这种把抗生素当成“万能消炎药”的想法是错误的。

炎症是指人体组织或器官对有害刺激或损伤所产生的一种防御反应。机体的这种炎症反应机制，可以促进组织损伤的修复，但过于剧烈的炎症反应，却可使组织坏死，造成功能障碍。引起炎症的原因，可以是物理性的，如刀刺伤、烫伤、冻伤等；也可以是化学性的，如强酸、强碱烧伤；还可以是过敏原所致的变态反应性炎症，如花粉、粉尘、药物等引起的过敏；细菌、病毒、寄生虫等生物感染也可引起炎症。可见，**感染只是炎症的一种，而细菌引起的感**

染又只是微生物感染的一部分。

炎症与感染的意义不同，治疗的方法也不一样。

炎症的治疗可用抗炎药物，以抑制过于强烈的炎症反应，减轻发热疼痛症状，防止功能障碍等不良反应的发生。常用的抗炎药物有阿司匹林、吲哚美辛（消炎痛）、保泰松以及糖皮质激素如可的松、氢化可的松、泼尼松（强的松）等。一些炎症也可用物理疗法，如热敷、冷敷以及红外线、超短波等，以减轻炎症反应。

感染的治疗则需根据不同的病原采取不同的抗感染药物。若为病毒感染，则用抗病毒药物，如治疗流感可用吗啉胍、奥司他韦、连花清瘟胶囊；若为寄生虫感染，则用抗寄生虫药物，如患疟疾时用氯喹，肠道寄生虫感染用左旋咪唑等；若为致病细菌等微生物感染，则用抗生素，如青霉素、红霉素、头孢菌素等。抗生素只对细菌等致病微生物有效，对其他感染及非感染引起的炎症无治疗作用，不应滥用。由此可知，当炎症是因细菌引起时，要用抗生素控制感染，此时最好不要用抗炎药，如糖皮质激素，以免掩盖病情。但若发热疼痛明显，可适当用解热止痛药，如对乙酰氨基酚（扑热息痛），以减轻发热疼痛症状。若炎症是非感染因素所致，一般不用抗感染药物，如平时常见的哮喘，就是由过敏原引起的支气管炎症，非感染所致，除非合并感染，才合用抗生素，一般只用有抗炎作用的糖皮质激素即可。

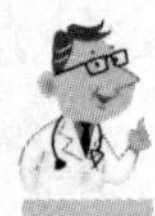

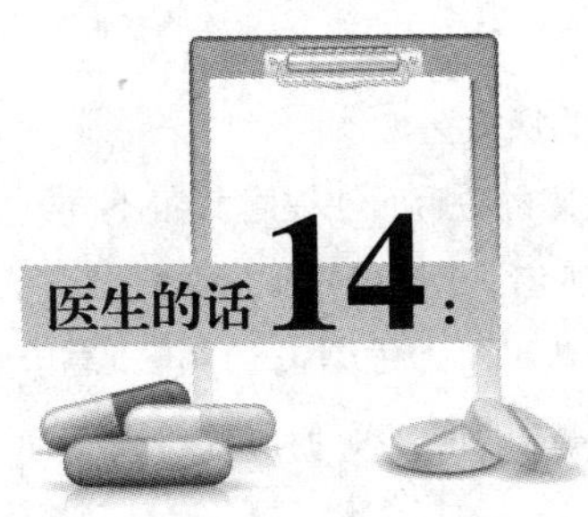

头痛不能长期乱用止痛药

在对待头痛这个问题上，人们往往容易犯两个错误，一种是认为头痛脑热不算病，不去理会，另一种则是一遇到头痛，就服用止痛药，以为这样就可以治疗头痛。

这两种认识都是不对的，其原因主要有三点：

一是止痛药虽有一定效果，但只能解一时之痛，不能持久发挥作用，也对疾病的控制无益。

二是有可能掩盖病情。引起头痛的原因很多，服用止痛药暂时缓解了头痛等症状，却使得患者疏于对疾病的检测，因此便有可能延误病情，甚至导致严重后果。

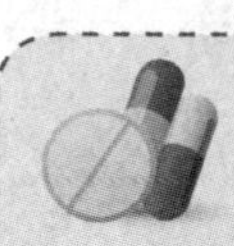

可以引发头痛的疾病

虽然头痛只是一个症状，但在头痛的后面往往隐藏着不同的疾病：屈光不正、青光眼等症的患者，用眼时间过长会引起头痛；鼻窦炎、中耳炎会引起头痛；各种急性传染病、中毒、高血压、神经衰弱、中风、脑血管痉挛、脑膜炎、脑肿瘤等会引起头痛。

三是长期使用止痛药可引起药物副作用增加。止痛药大多存在对胃、肾的不良反应，不能长期乱用，只能偶尔服用，过量使用止痛药物会导致“反弹”式头痛。最常用的解热止痛类药物有阿司匹林、对乙酰氨基酚（扑热息痛）和布洛芬等。长期服用阿司匹林和布洛芬会引起溃疡、其他胃肠道反应和出血的风险，长期服用对乙酰氨基酚可损害肾和肝脏。除非有医嘱，这些药物连续服用时间一般不得超过 10 天。

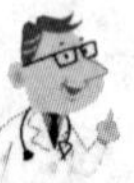

所以当头痛发作时，首先应该分清性质，是原发性的还是继发性的，进行有针对性的治疗。如高血压病引起的头痛，应用降压药；有占位性病变的应清除占位性病变，等等。对乙酰氨基酚等非甾体类解热镇痛药仅是一时缓解症状，消除不了头痛的病因。如果被头痛困扰，一定要去正规医院就诊，针对病因治疗，以免贻误病情。

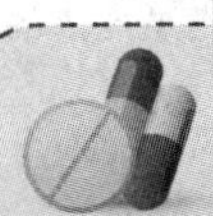

知识加油站

头痛的原发与继发

通过脑 CT 或磁共振等检查没有发现脑内有任何病变，以及无明确病因的头痛称为**原发性头痛**，其中包括原发性偏头痛、原发性丛集性头痛和原发性紧张性头痛。而**继发性头痛**是指有明确病因，且往往伴有神经系统定位体征的头痛，包括结构性损伤、外伤、血管原因、颅内非血管性异常、药物成瘾及戒断综合征所致的头痛等。

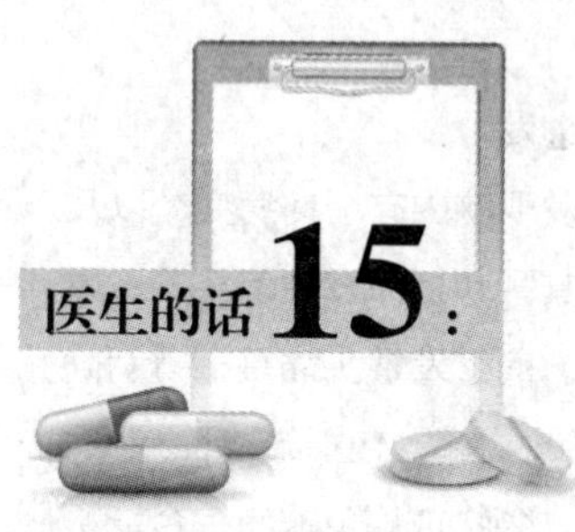

保肝药于肝炎患者未必保肝

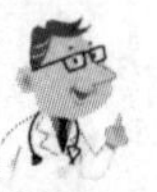

保肝治疗是各型肝病治疗的基础，“保肝药”也是为人们所熟悉的名词，有人叫“护肝药”，是一个意思。**只要是能减轻肝细胞损伤、改善肝脏功能，增强肝脏的解毒能力的药物都可称为保肝药**。

保肝药的种类多达百余种，如常用的甘草酸二胺、硫普罗宁、联苯双酯、葡醛内酯、齐墩果酸、水飞蓟宾、肌苷等。而患者在面对多种选择时容易被误导，由于治病心切，会轻信一些商业广告而盲目服药，或对于有“保肝”作用的药物不加节制地服用，以为多多益善。有些人甚至没有任何症状，仅仅查出是肝炎病毒的携带者，就自作主张长期服用多种“保肝药”。

知识加油站

肝病治疗的基本原则

肝病的用药是非常讲究的，**一方面用药要保护肝细胞，促进肝细胞的再生，或改善肝内微循环，减少纤维化；另一方面要避免加重肝脏的负担，防止肝脏进一步损害，避免药物对肝脏的毒副作用**。有经验的医生会根据患者的病情，在疾病的不同阶段精选药物促进肝细胞修复。肝病患者在用药时要特别注意不可擅自停用或改剂量服用应长期服用的药物，也不能自行加服其他药。

保肝药针对性很强，患者个体间差异较大，因此肝病患者应咨询专科医生，严格遵照医嘱服用药物。

提醒 1：保肝药不具备根本性治疗作用。保肝药是各种肝病的通用药物，主要起辅助治疗作用，并不能作为“根本性治疗”的手段。

提醒 2：保肝药规格差异大。目前市面上保肝药种类繁多，同名商品常含有不同的剂量、成分，如无专业医师指导，很可能服用不适合自身体质的保肝药，达不到应有的药效。

提醒 3：自行服药危害大。不少患者直接购买市面上的保肝药自行服用，如使用不当、疗程过长、剂量偏大都可能对机体产生危害，增加肝脏负担，打乱自身的免疫系统。

提醒 4：过多服用增加肝脏负担。肝脏可以分解、转化吞服入体内的药物，而长期服用过多保肝药很可能无形中增加肝脏负担，导致肝细胞再受损、脂肪肝或纤维化。长期服用保肝药还能增加患者对药物的依赖心理。

提醒5:患者存在个体差异。肝病临床用药有严格指征，每个患者自身体质与发病情况都不一样，对应药物也不同，盲目购买服用可引起不良后果。

知识加油站

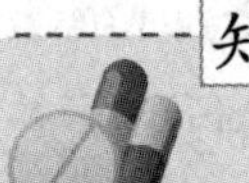

那些需要慎用保肝药的肝病

对肝炎的治疗应以抗病毒药为主，保肝药只能作为辅助措施。多数情况下，只服用抗病毒药物即可，不需联服保肝药。

对于原发性胆汁性肝硬化、自身免疫性肝炎患者，保肝药是没有治疗效果的。

脂肪肝患者也应慎服保肝药，因为目前保肝药对这类患者的疗效尚不能确定。

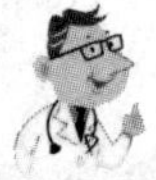

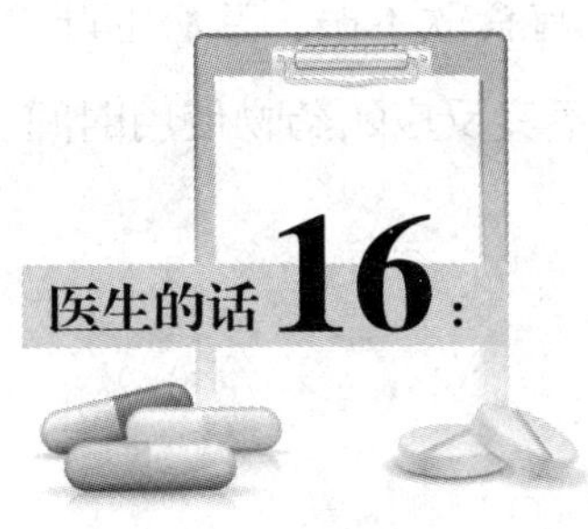

抗过敏药物不良反应不重，但影响可不小

组胺是发生过敏反应时释放的致敏物质，因此最常用的抗过敏药是抗组胺药。如苯海拉明、氯苯那敏（扑尔敏）、异丙嗪（非那根）、赛庚啶、特非拉定、非索非那定、咪唑斯汀、西替利嗪、左西替利嗪、氯雷他定、地氯雷他定、酮替芬、羟嗪等。抗组胺类药的治疗用剂量比产生中毒的剂量低得多，所以不良反应一般较轻微，停药数日后即可消失。

细数抗过敏药的那些不良反应

最常见的抗过敏药不良反应是镇静作用，白天嗜睡，多数患者都能在数日内耐受。同时饮酒或服用其他中枢神经系统抑制剂（如镇静催眠药、抗抑郁药），可使嗜睡情况加重。次常见的是胃肠道症状，有食欲不振、恶心呕吐、腹部不适、便秘、腹泻等。这类不良反应随药物使用时间延长而减轻或消失。

以下几点请牢记

因为抗过敏药物的这些不良反应存在，所以**使用抗过敏药应注意：**高空作业、驾驶员、机械操作者，工作前不得服用有中枢抑制作用的抗组胺药物；患有急性哮喘、尿梗阻、青光眼、高血压、胃溃疡等疾病者，应在医师指导下用药，否则不得使用；由哮喘、吸烟引起的持续性或慢性咳嗽，由肺气肿引起的咳嗽、多痰者，应在医师指导下用药，否则不得使用；服药时不得同时饮酒，或服用镇静催眠药及抗抑郁药；孕妇、哺乳期妇女、婴幼儿及老年人应慎用。

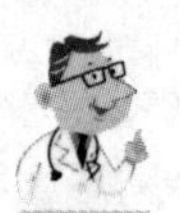

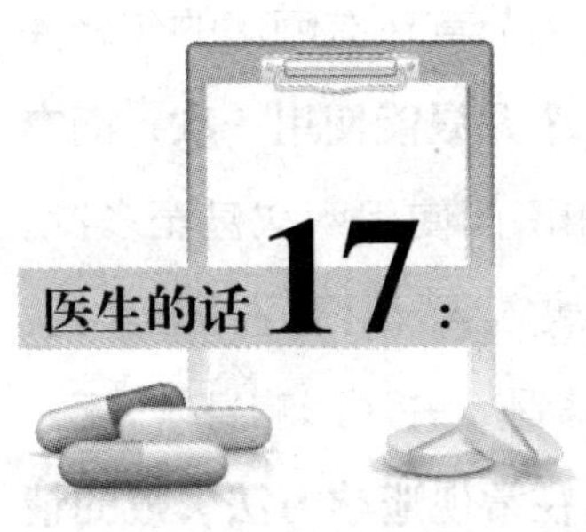

紧急避孕药事后补救，方便但不可常用

使用紧急避孕药是在无防护的性生活后或者其他避孕方法失败，如避孕套滑落或破裂、体外排精失控、漏服常规避孕药、安全期计算错误等之后，为预防非意愿性妊娠、减少流产、保护妇女身心健康而采取的一种紧急补救措施。

知识加油站

常用的紧急避孕药

左炔诺孕酮是目前常用紧急避孕药。它的避孕原理是：通过抑制排卵，阻止孕卵着床，发挥速效避孕作用。使用时，在房事后 72 小时内服药 1 片（75mg/ 片），隔 12~16 小时后再服 1 片，便可达到避孕效果。越早服用效果越好。

紧急避孕药的问世，无疑让那些不习惯于使用避孕工具、对长期应用避孕药及放置宫内节育环有顾虑的年轻夫妇松了一口气。但**紧急避孕药1个月只能使用一次**，而有些年轻夫妇不懂得此药的使用知识而使用两次甚至多次。殊不知,这样做危害很大。因为左炔诺孕酮属于孕激素类药，如超量及频繁使用，会引起月经紊乱，并可影响身体健康。

因此，使用**紧急避孕药只是在常规避孕方法失败的情况下采取的一种紧急补救措施，而非常规措施**。

综上所述，采用适合自己的避孕措施，对女性健康是至关重要的。为了您家人的健康和家庭幸福，应在妇产科医生的指导下，采取适合自己的避孕措施，切忌抱有侥幸心理，一味的靠紧急避孕药来避孕，否则遗患无穷。

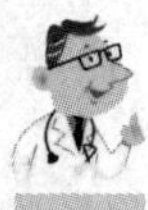

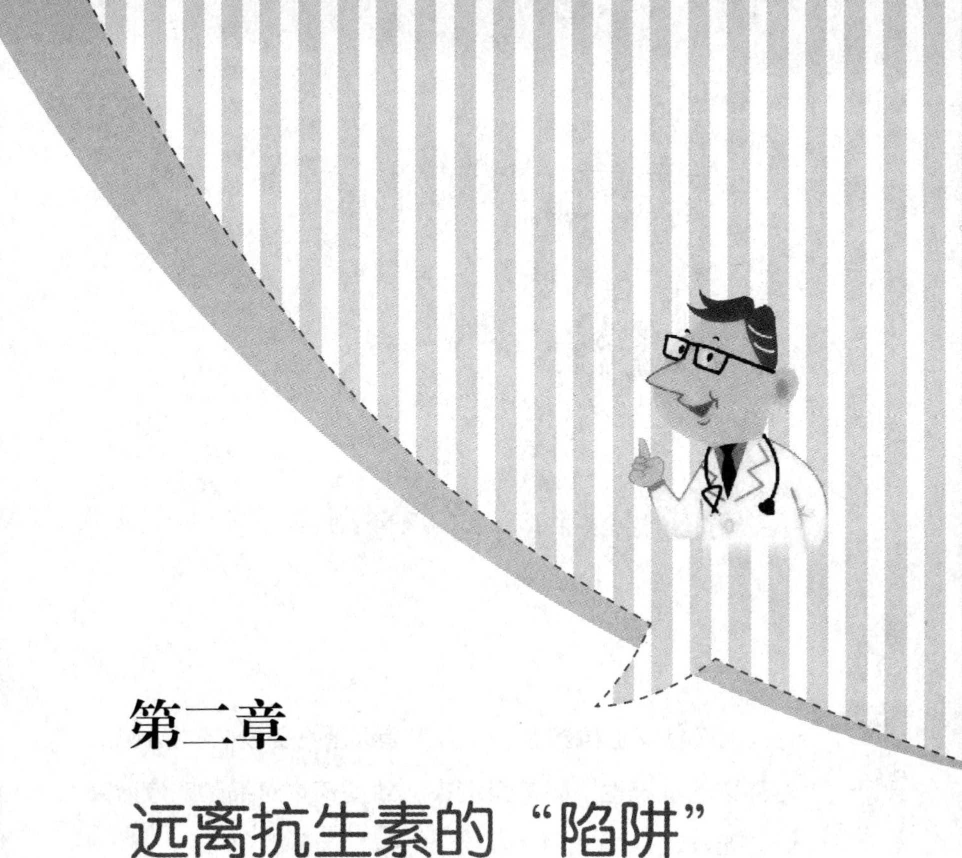

第二章

远离抗生素的“陷阱”

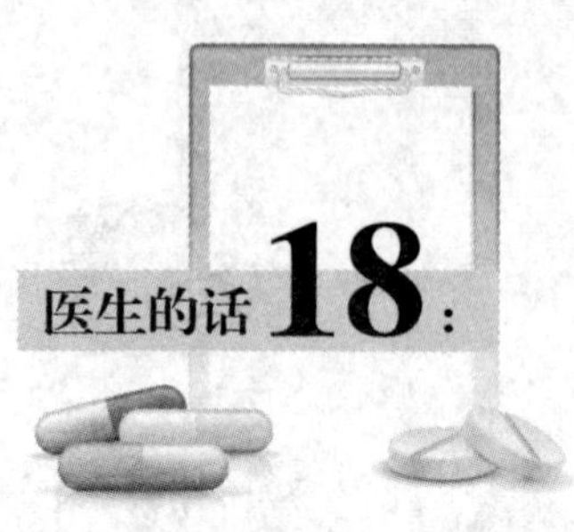

耐药性，细菌的“金钟罩”

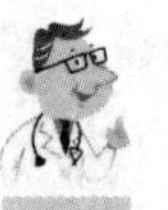

耐药性又称抗药性，一般是指细菌与药物多次接触后，对药物的敏感性下降甚至消失，致使药物对细菌的疗效降低或无效。

细菌和人一样都是生命体，虽然人类的构成非常复杂，细菌结构简单，但是作为生命体，当它的生命受到威胁的时候就会反击，就会抵抗。比如人在受到危险的时候产生逃避、自卫、反抗等一些措施，细菌同样也会。有的细菌可以产生一些水解酶把抗生素水解掉，如β-内酰胺酶，专门破坏β-内酰胺类抗生素，或者是用隔离的办法让抗生素进不到它的细胞里面等。可以说人类可以想到的抵抗外来侵害的办法细菌都可以想到，细菌虽小但很聪明，要把它消灭不简单。常用的抗生素中有很多不能直接杀死细菌，只是抑制细菌繁殖增长。最终杀死细菌的还是自身的免疫系统的细胞。所以细菌感染的患者中身体好的人更容易康复。

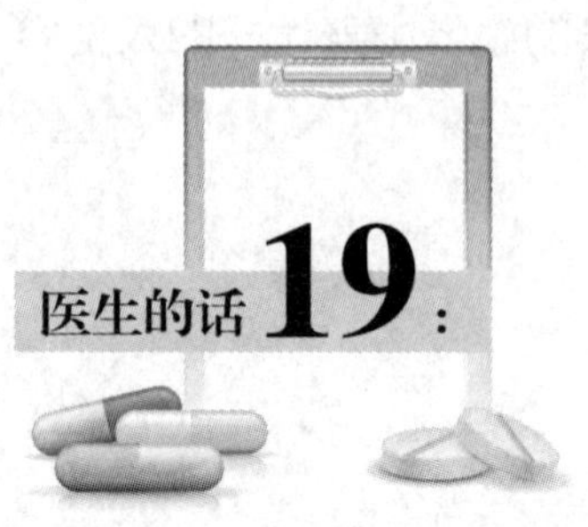

滥用抗生素，未来人类健康的大敌

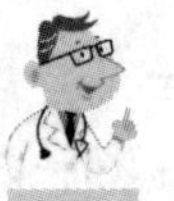

滥用抗生素主要是指抗生素的不合理使用。凡超时、超量、欠时、欠量、不对症使用或未按规范使用抗生素，都属于抗生素滥用。滥用抗生素的危害很大，主要表现如下。

引起细菌耐药。这也是导致越来越多抗生素失效，抗生素剂量越用越大的“元凶”。由于使用抗生素后微生物可以针对它产生耐药性，而且由于不合理的抗生素使用，事实上，细菌耐药性的产生速度已经远远快于我们新药开发的速度。目前国内金黄色葡萄球菌对青霉素 G 耐药率可达 80%~90%，伤寒杆菌对氯霉素耐药可达 90% 以上，革兰阴性杆菌对链霉素、庆大霉素耐药率达 75% 以上。试想一下，如果不尽早加以控制，总有一天，我们会陷于无药可用的险境。因此，应严格掌握抗生素的适应证，避免不合理滥用抗生素。

抗生素是一把双刃剑。进入人体以后发挥治疗效果的同时也会引起很多的不良反应，用的药物越多，引起不良反应的机会越高。抗生素常见不良反应有：过敏反应，肝损害，肾损害，神经系统损害，恶心、呕吐、腹胀、腹泻和便秘等消化道反应，白细胞、红细胞、血小板减少，甚至再生障碍性贫血、溶血性贫血，二重感染等。我们国家的药物不良反应 1/3 是由抗生素引起的。

许多抗生素的价格较为昂贵。有的日均花费达到千元，如果不必要地过早使用这类抗生素，就会给患者带来沉重的经济负担，以至导致治疗无法持续。

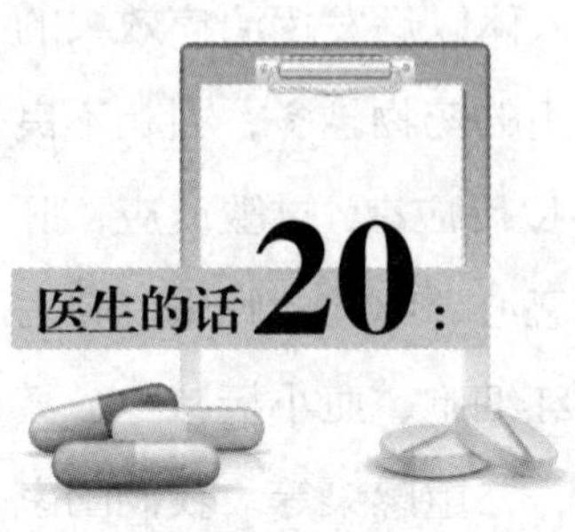

抗生素新贵的不一定就比老的好

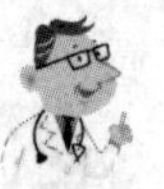

引起人体感染的细菌种类繁多，抗生素作用也有不同，针对病原微生物比较少的抗生素就叫**窄谱抗生素**，针对病原微生物较多的称为**广谱抗生素**。

抗感染治疗是一个循序渐进的过程，有不少患者急于求成，使用一天后感到症状没有明显好转，就错误地要求更换或增加其他广谱抗生素或高级抗生素。你知道吗？抗生素使用原则是能用窄谱的抗生素就不用广谱抗生素；能用低级的不用高级的；用一种能解决问题的就不用两种。

不少人喜欢跟着广告用药，认为抗生素越新越好、越贵越好、越高级越好。其实**每种抗生素都有自身的特性，优势劣势各不相同，一般要因病、因人选择，坚持个体化给药**。例如，红霉素是老牌抗生素，价格很便宜，它对于军团菌和支原体感染的肺炎具有相当好的疗效，而价格非常高的碳青霉烯类的抗生素和第三代头孢菌素对付这些病就不如红霉素。而且，有的老药药效比较稳定，价格便宜，不良反应较明确。如果不论感染疾病的轻重缓急，盲目将高效品种抗生素用于一般感染，不仅浪费药物，还有可能诱导产生耐药性，造成严重不良后果。例如不加选择地将第三代头孢菌素作为常用抗生素使用，必然会诱导产生对多种第三代头孢菌素交叉耐药的高度耐药菌。一旦人们因这种耐药阴性杆菌引起严重感染，则病情难以控制。

因此，合理地使用抗生素，才能降低耐药菌的增长，有效控制耐药菌感染，这对延长有效抗生素的使用寿命有重要意义。

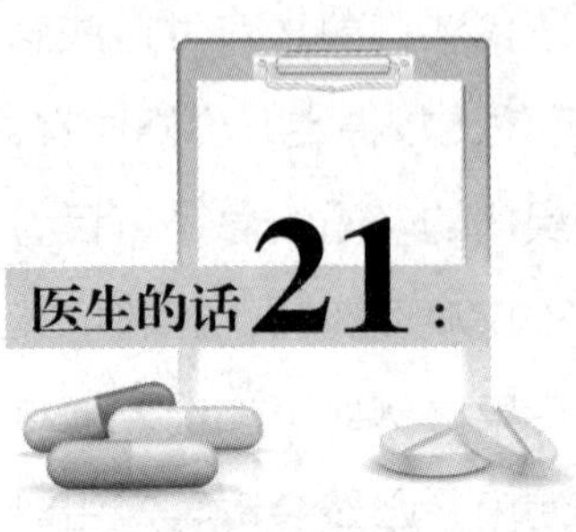

合理使用抗生素就要学会“四不”和“五问”

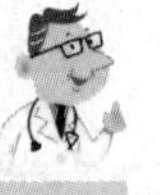

要想合理使用抗生素，其中的学问真的很多，作为患者，我们就要学会“四不”和“五问”。

“四不”。**一不自行购买**。抗生素大多是处方药物，用药复杂，不要自作主张，购买时应咨询医师或药师。**二不主动要求**。抗生素是用来对付细菌的，确有细菌感染时才有疗效，这需要专业的评估。如 90% 的感冒都不是细菌感染，抗菌药物无效，所以不要主动要求使用抗生素。**三不随便服用**。抗生素的服用方法与疗效关系密切，错误的服用方法会使药物不良反应增多，细菌耐药性增长，导致治疗失败。只有在医生或药师指导下正确服用才能发挥最佳治疗效果。**四不随意停药**。抗生素治疗针对不同的细菌及目的，有一定的疗程，一旦需要使用抗生素治疗，就要按时按量服药，以免因血液中浓度不够导致治疗失败。

使用抗生素时，还应咨询医师或药师，注意“**五问**”：**一问疾病**。所患疾病与细菌感染有无关系？不同的疾病，有不同的病因，并不是所有的疾病都是细菌感染所引起的，这就需要医师的专业判断。**二问药物**。需要使用抗生素吗？不同的疾病有不同的治疗方法，只有细菌感染才需要使用抗生素治疗，要明确所患疾病是否必须使用抗生素。**三问用法**。应该如何服用抗生素？一旦确定诊断，经医师判断须使用抗生素治疗，也应询问医师正确的用药方法。注意药物的用量、疗程，如果症状改善，如何停止服药等。**四问不良反应**。每种药物都有不同的不良反应，应详细询问以预防和减少不良反应的发生。**五问注意事项**。应仔细询问抗生素使用的注意事项，如服用时应禁忌哪些食物和其他药物，若怀孕了怎么办等。

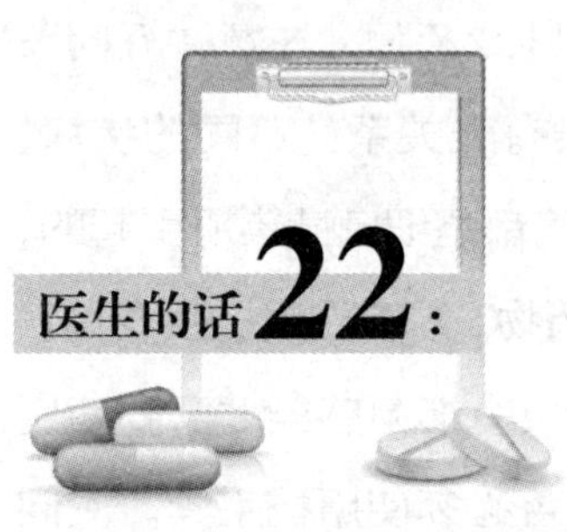

老年人安全使用抗生素的“四个要点”

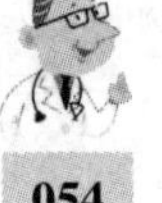

老年人各个组织器官都在发生退行性变化，免疫功能也渐减退，特别是患有慢性疾病者更容易合并细菌感染，如果不合理使用抗菌药物，会加重人体器官的损害，影响寿命。在使用抗菌药物方面，老年人有着特殊性，需要特别关注以下几点。

警惕产生耐药。老年人抗感染适合选用窄谱抗菌药物，尽量不用广谱抗生素，有条件者应当参考血、尿、大便检验和细菌培养的结果选择药物。只有药物的抗菌谱与所感染的致病菌相适应，才有利于彻底杀灭细菌。老年人使用抗菌药物的时间和疗程要适当，切不可随意用用停停，给细菌产生耐药的机会。

注意药物使用剂量。根据老年人衰老的程度、患病史和药物治疗史不同，使用抗生素的剂量应当个体化。多数老年人使用抗菌药物不应减少剂量，这是因为病菌的生长不受人体衰老的影响，抗菌药在体内达不到有效的浓度就无法杀灭病菌，反而可加速耐药。但是肾功能减退的老年人在使用经肾脏排泄的药物如青霉素类、头孢菌素类和其他β-内酰胺类时，用药剂量应适量减少。

慎重选药，减少发生不良反应。老年人的组织器官功能老化，适应力减退，影响药物的体内过程，药物不良反应的发生率较成年人高，程度更严重。老年患者宜选用毒性低、杀菌作用强的抗菌药物，常用药物有青霉素类、头孢菌素类、喹诺酮类，应尽量避免使用毒性大的氨基糖苷类、万古霉素等抗生素。青霉素和头孢菌素类是老年患者首选的抗生素，但也不能忽视其存在的不良反应。

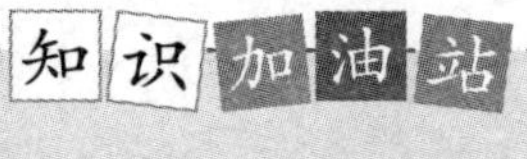

青霉素与喹诺酮

青霉素类主要经肾脏清除，而多数老年人肾功能减退，如用药剂量过大可引起肌肉痉挛、抽搐、昏迷等青霉素脑病。心功能减退的老年人调解电解质平衡的能力低，当静脉滴注青霉素钠盐时，应注意避免钠潴留、低钾性中毒或充血性心力衰竭。

老年人使用**头孢菌素类**药物应避免维生素 K 缺乏所致的出血，必要时应加服维生素 K。

喹诺酮类如诺氟沙星（氟哌酸）、环丙沙星、氧氟沙星等是老年患者常用的抗菌药物。由于老年人存在不同程度的脑萎缩、脑动脉硬化、肾功能减退，使用此类药物所引起精神紊乱或中枢神经兴奋的发生率较成年人高。

注意药物相互作用。最大限度地减少用药的品种，可不用的药坚决不用，尽量做到少而精。老年人一人多病的现象极为常见，需常年服用多种药物如抗高血压药、降血脂药、胃黏膜保护剂等，抗菌药物与这些药物同时使用时常产生不良的相互作用。因此当患急性感染时应当确定优先治疗原则：治疗时应先暂停软化血管、降血脂、胃黏膜保护剂等药物，在医生指导下用抗菌药物。

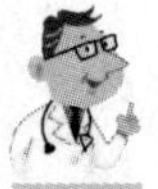

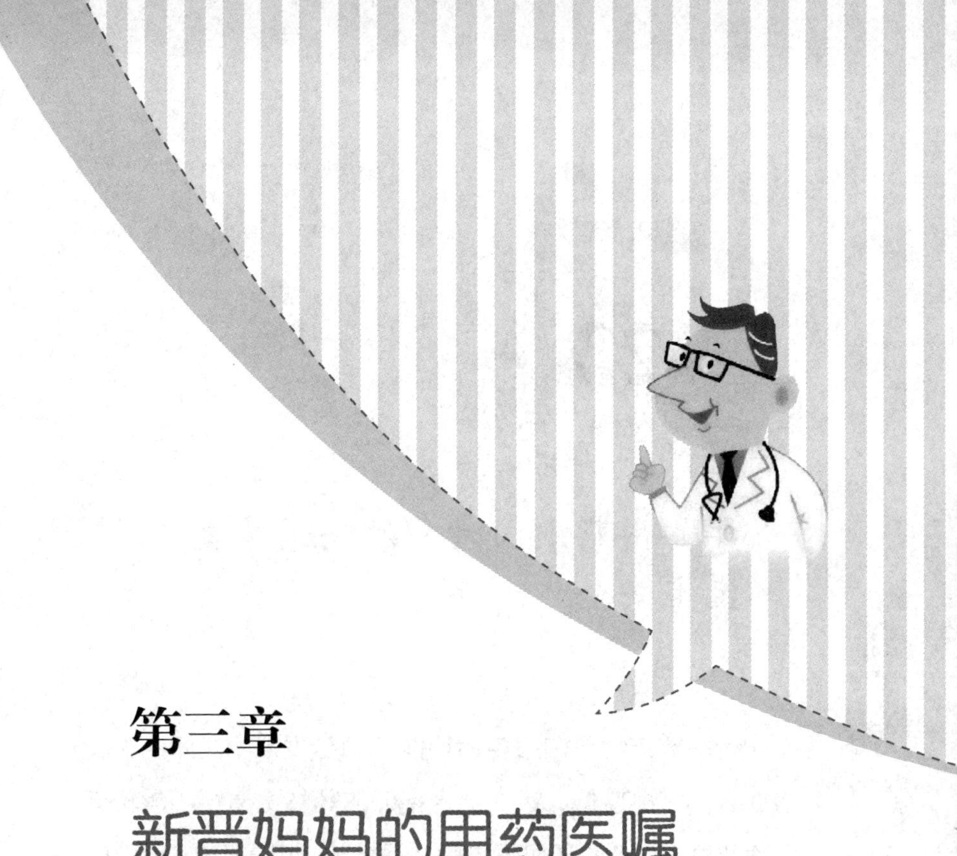

第三章

新晋妈妈的用药医嘱

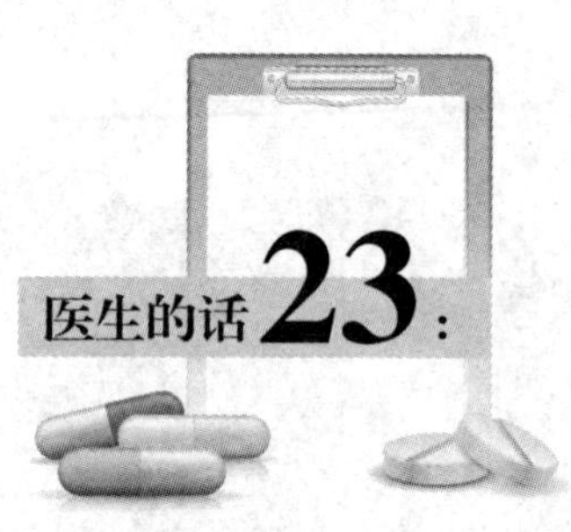

孕妇用药须同时关注妈妈健康与宝宝安全

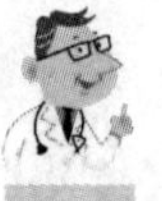

大多数药物孕妇服用后均能经胎盘进入胎儿体内，脂溶性大、解离度低、蛋白结合率低的药物更易经胎盘转运入胎儿体内，药物还可通过胎儿吞噬羊水自胃肠少量吸收。

知识加油站

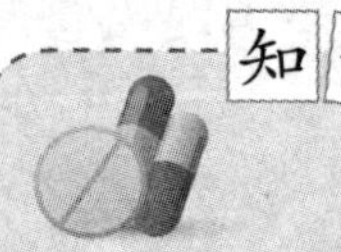

药物在胎儿体内的蓄积

由于胎儿的肝脏发育不完善，药物代谢酶缺乏，对药物的解毒能力较低，胎儿的肾小球滤过率低，药物及降解产物排泄延缓，且排出的部分代谢产物，可因“羊水肠道循环”被胎儿重吸收，易在胎儿体内蓄积，影响胎儿组织器官的发育而致畸形。

因此，孕妇用药时，应特别慎重，可不用则不用，更不能滥用。孕妇用药应注意以下几点：

注意保胎，防止流产或早产。在怀孕期间不能应用具有收缩子宫平滑肌作用的药物，如麦角类子宫收缩剂、脑垂体后叶激素、催产素、奎宁等；剧烈的泻药，如硫酸镁、番泻叶等，也可以引起子宫和盆腔充血，以致子宫收缩；利尿药，如呋塞米（速尿）、氨苯蝶啶等；有些毒性大、药性猛烈的中药，如巴豆、黑丑、白丑、大戟、斑蝥、商陆、麝香、三棱、莪术、水蛭、虻虫等；具有活血化瘀、行气破滞和辛热滑利作用的药，如大黄、枳实、附子、桃仁、红花等，都应慎用。

注意防止胎儿畸形。由于胎儿器官发育未全，对药物分解、解毒能力很差，排泄缓慢，再加上发育中的胎儿敏感性强，尤其是妊娠头3个月胎儿最容易受影响。在怀孕期间对以下有致畸作用的药应禁用，如氯丙嗪、奋乃静、苯巴比妥、氯氮䓬（利眠宁）、甲丙氨酯（眠尔通）等镇静安眠药，都能引起胎儿畸形；甲氨蝶呤、白消安（马利兰）、苯丁酸氮芥、环磷酰胺等抗癌药，也可导致胎儿畸形；己烯雌酚、睾酮、孕酮、可的松等激素类药，也能致畸。如己烯雌酚可引起胎儿内脏畸形和脑积水，生殖腺癌，使男胎女性化，使后代永久性不育；口服避孕药也可引起胎儿先天性心脏病；甲苯磺丁脲等降糖药，可导致胎儿多发性畸形；四环素类抗生素，服用后可通过胎盘进入胎儿体内，不但能造成四环素牙，还能抑制胎儿蛋白质合成，使胎儿手指和肢体短小，还能导致先天性白内障甚至死胎。另外，抗癫痫的苯妥英钠和扑米酮、抗凝血的双香豆素、抗疟疾药氯喹、乙胺嘧啶和奎宁、缩瞳药毛果芸香碱、拟肾上腺素类药麻黄碱、精神兴奋药苯丙胺等，都可导致胎儿畸形。

注意孕妇本身损害。怀孕后，孕妇体内的酶系统有一定的改变，对某些药物的代谢过程有一定的影响，因此有些药物可损害孕妇的健康，如在妊娠晚期应用四环素，可导致严重的肝脏损害，严重的还可造成死亡，所以孕妇要禁用四环素类药。

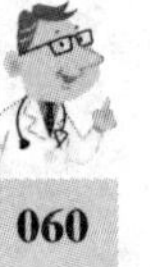

注意胎儿的毒副反应。药物对胎儿除了有致畸作用外，还可造成胎儿毒副反应。如对孕妇连续使用链霉素、卡那霉素可造成胎儿听觉神经损害发生耳聋；应用磺胺类药如复方磺胺甲噁唑等，或用新生霉素等，可导致胎儿黄疸；临产前应用吗啡，可使胎儿呼吸中枢麻痹，造成新生儿窒息；患高血压的孕妇服用利血平以后，大约有 10% 的新生儿出现昏睡、心动过缓、鼻黏膜充血和呼吸抑制等毒副反应。

怀孕期间生病后，应及时找医生诊治，以便选择毒性小作用明显的药物进行治疗。如果因疾病的治疗需要，必须应用以上药品时，应在医生指导下选择恰当的用药时机和给药方法，必要时可终止妊娠。

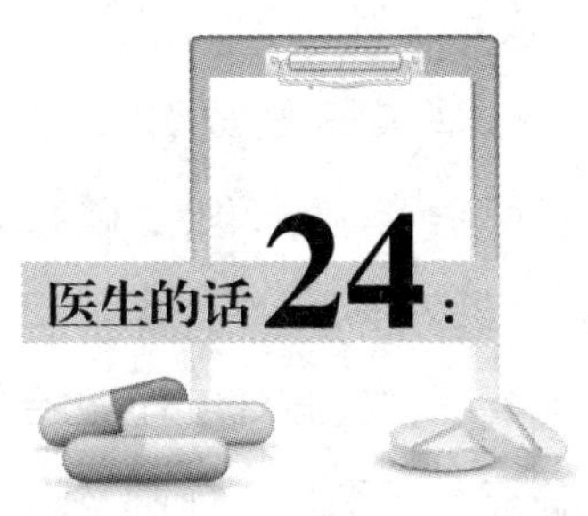

孕妇、哺乳期妇女可用的那些抗菌药物

一般妊娠期几乎所有摄入药物均可经“胎盘转移”进入胎儿体内，哺乳期用药时多数药物可通过乳汁进入婴儿体内，如果使用不当，可带来很多副作用，尤其对宝宝可产生各种不良的影响，因此在这些特殊时期，妈妈们用药要特别慎重。

抗菌药物，是我们经常会用到的药物，妊娠期抗菌药物的应用需考虑药物对母体和胎儿两方面的影响，根据抗菌药物的不同性质以及对孕妇和胎儿不同的影响，抗菌药物一般可分为孕妇禁用和可用两大类。

整个妊娠期禁用的抗菌药物：四环素类（土霉素、四环素、米诺环素等）、喹诺酮类（诺氟沙星、依诺沙星、氧氟沙星、环丙沙星等）、氨基糖苷类（链霉素、庆大霉素、卡那霉素、阿米卡星、新霉素等)、万古霉素、两性霉素 B、灰黄霉素、多黏菌素等，对胎儿有致畸或明显毒性作用。

妊娠某阶段禁用的抗菌药物：妊娠早期即妊娠 12 周内禁用氯霉素、乙胺嘧啶、利福平、甲硝唑、酮康唑、磺胺类药等，妊娠 28 周后禁用氯霉素、乙胺嘧啶、磺胺类药和呋喃妥因等药物。因为氯霉素、利福平、乙胺嘧啶可致胎儿尿道和耳道畸形、耳聋、肢体畸形、脑积水、死胎及新生儿死亡。磺胺类药可引起新生儿黄疸及溶血性贫血，呋喃妥因可致新生儿溶血。

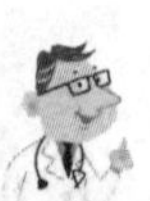

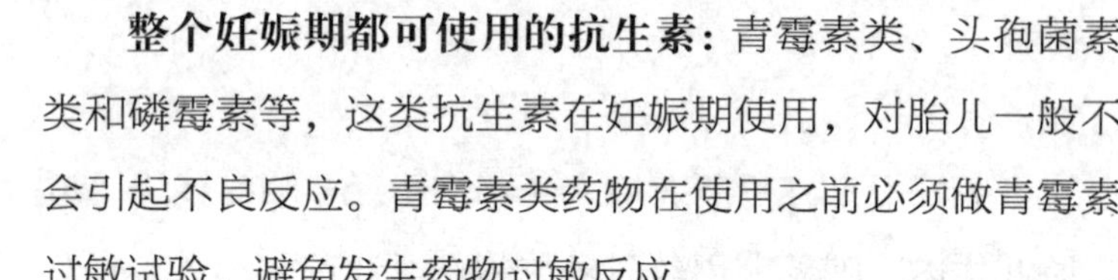

整个妊娠期都可使用的抗生素：青霉素类、头孢菌素类和磷霉素等，这类抗生素在妊娠期使用，对胎儿一般不会引起不良反应。青霉素类药物在使用之前必须做青霉素过敏试验，避免发生药物过敏反应。

哺乳期时患者应避免选用：氨基糖苷类、喹诺酮类、四环素类、氯霉素、磺胺类药等。哺乳期患者应用任何抗菌药物时，均应该暂停哺乳。

特别注意的是，妊娠期和哺乳期患者一定要在医师或药师的指导下使用抗菌药物。

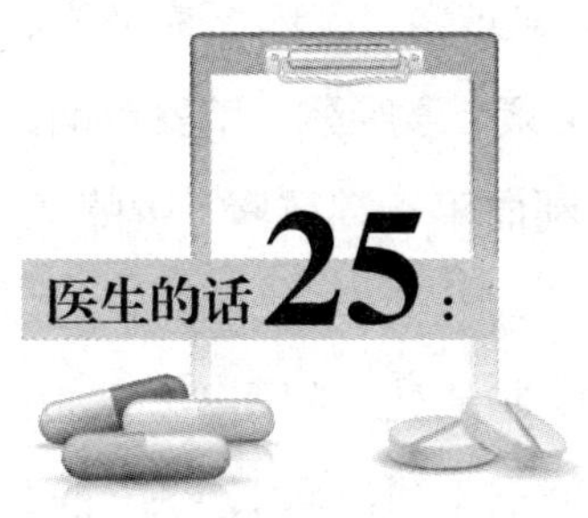

怀孕头 3 个月，药物使用的禁区

怀孕头 3 个月，胎儿首先发育的是头尾部分及体节（骨骼肌肉和前身）；30 天发生感官和肢芽，初步建立胚胎血液循环；60 天肢芽伸长，颜面形成，心、肝、消化管和生殖器形成和发育。也就是说，头 3 个月是胎儿重要器官形成的关键时期。在此期间药物极易造成婴儿先天缺陷。因此，在怀孕早期使用任何药物都是危险的。

应完全避免使用的药物：雄激素、雌激素、己烯雌酚、口服避孕药、孕酮，这些药物可使女胎男性化，或男胎女性化，男胎发育不良或死产、早产和腭裂等；促进蛋白合成药物可有男性激素的致畸作用；秋水仙碱、环磷酰胺等可使染色体断裂；四环素类药物可致骨及牙釉质发育不全；还有烟碱（包括吸烟）动物试验有致畸作用。

仅在孕妇必需时才能使用的药物：苯丙胺类、抗癌药物、口服抗凝药、巴比妥类、卡马西平、氯霉素、氯喹、多黏菌素、可的松类药物、氟哌啶醇、卡那霉素、萘啶酸、苯妥英钠、扑米酮、丙硫氧嘧啶、奎尼丁、利血平、链霉素、噻嗪类利尿药、万古霉素等。

对胎儿可能产生损害的药物：制酸药、阿司匹林、呋塞米（速尿）、庆大霉素、吲哚美辛（消炎痛）、铁、锂、烟酰胺、口服降血糖药、磺胺甲噁唑、甲氧苄啶、大剂量维生素C和大剂量维生素D等。这些药物应尽可能避免或减少使用。

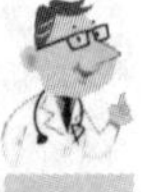

总之，若孕妇生病，一定要及时就医，权衡利大于弊时，可选用经过广泛使用，通常认为无致畸作用的药物。由于对新药致畸性尚未充分了解，一般应避免使用。如果已使用了或必须使用孕妇应完全避免使用的药物，宜中止妊娠。

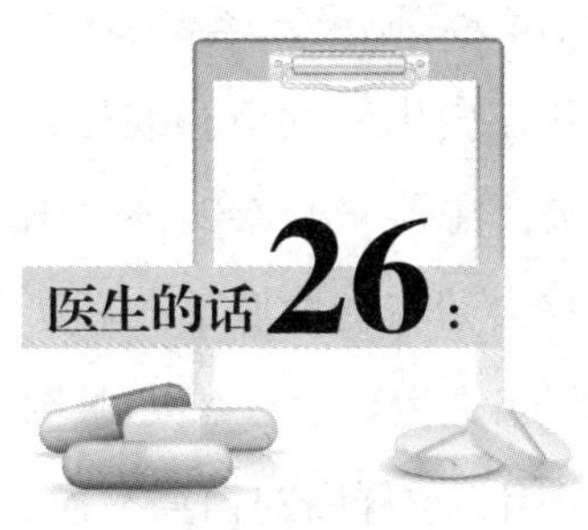

孕妇呕吐时服用维生素 B_6 要适度

刚刚怀孕的准妈妈会有妊娠反应或妊娠呕吐，一般情况下不需要去医院，严重时才去医院开点镇静药、止吐药，常用的止吐药是维生素 B_6。于是孕妇们便放心大胆地服用维生素 B_6，以减轻妊娠反应，有时还要多服用几片，甚至长期服用，唯恐妊娠反应严重，影响自身和胎儿的健康。

殊不知，**过量服用维生素 B_6 或服用时间过长，也会造成严重后果，主要表现在胎儿身上**。由于维生素 B_6 与氨基酸的吸收、蛋白质的合成以及神经、脂肪的代谢有密切关系，是细胞生长发育所必需的物质，但因其在食物中广泛存在，生理需要量很少，故缺乏症在成人中很少发生。小儿一日有 1~2mg 即够，若母体过多使用维生素 B_6，胎儿就容易产生对维生素的依赖，表现在孩子出生后，由于维

生素 B_6 的来源不像在母体里那样充分，结果出现一系列异常表现。常见的异常表现有容易兴奋、哭闹不安，容易受惊，眼球震颤，反复惊厥，有的新生儿在出生后几小时或几天内就出现惊厥。有这种毛病的宝宝，在 1~6 月龄时还会出现体重不增，如果诊治不及时，将会留有智力低下的后遗症。所以，孕妇不应过多过久地服用维生素 B_6。需要服用时，一定要有医师的指导，适量服用，这样既对自身有益，对胎儿也有利。

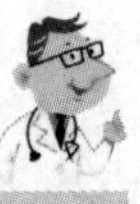

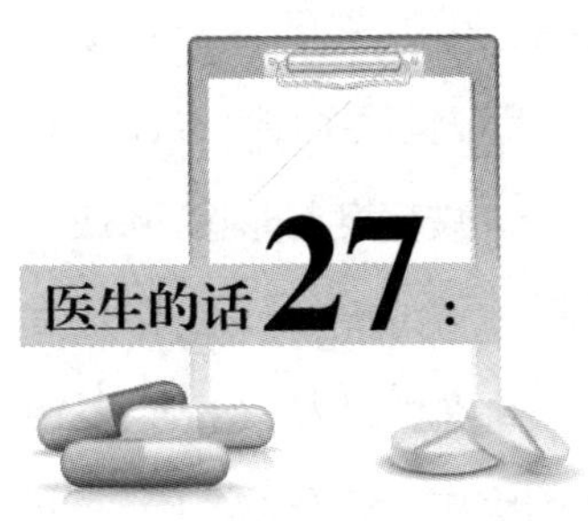

哺乳期妈妈用药同样要当心

很多女性在妊娠期用药非常谨慎，而生下孩子后，用药也就不那么注意了。殊不知，无论是为了妈妈的健康，还是宝宝的安全，有些药物都是不宜用的。

中药方面，有些中药不适合产后哺乳时期服用：一是会造成回乳，减少乳汁的分泌，甚至引起无乳，如炒麦芽、怀牛膝、生大黄、炙甘草、淡豆豉、神曲、蝉蜕、山楂、陈皮、柴胡、花椒、蒲公英、红花等；二是影响婴儿身体健康，如哺乳时服用三七可引起婴儿过敏性皮炎；服用附子可引起婴儿乌头碱中毒，导致严重心律失常，还有麻黄、薄荷、甘遂、芫花、商陆、川乌、雷公藤、泽漆、蝼蛄、苦楝皮、桃仁、三棱、莪术、自然铜、马钱子、水蛭、斑蝥、天南星、麝香、地龙、全蝎、蜈蚣、樟脑、蟾酥等或峻猛或有毒之药也不宜用。

西药方面，不适合产妇哺乳期服用的主要是防止影响婴儿健康，如异烟肼、卡那霉素、甲丙氨酯（眠尔通）可引起婴儿中毒；磺胺类药物可使6-磷酸葡萄糖脱氢酶缺乏的婴儿发生溶血性贫血；吲哚美辛（消炎痛）可使婴儿动脉导管提前闭合，导致生命危险；苯妥英钠和苯巴比妥使婴儿出现高铁血红蛋白症、嗜睡和虚脱；溴化物引起婴儿嗜睡、皮疹等。因此，产后哺乳期间禁止服用红霉素、四环素、卡那霉素、异烟肼、庆大霉素、氯霉素、利巴韦林、甲硝唑、吲哚美辛、硫脲嘧啶、放射性碘等放射性同位素、氢氯噻嗪及磺胺类、地西泮等药物。此外，哺乳期的妇女禁止接种肺炎球菌多糖疫苗、流行性出血热疫苗。

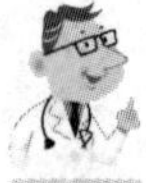

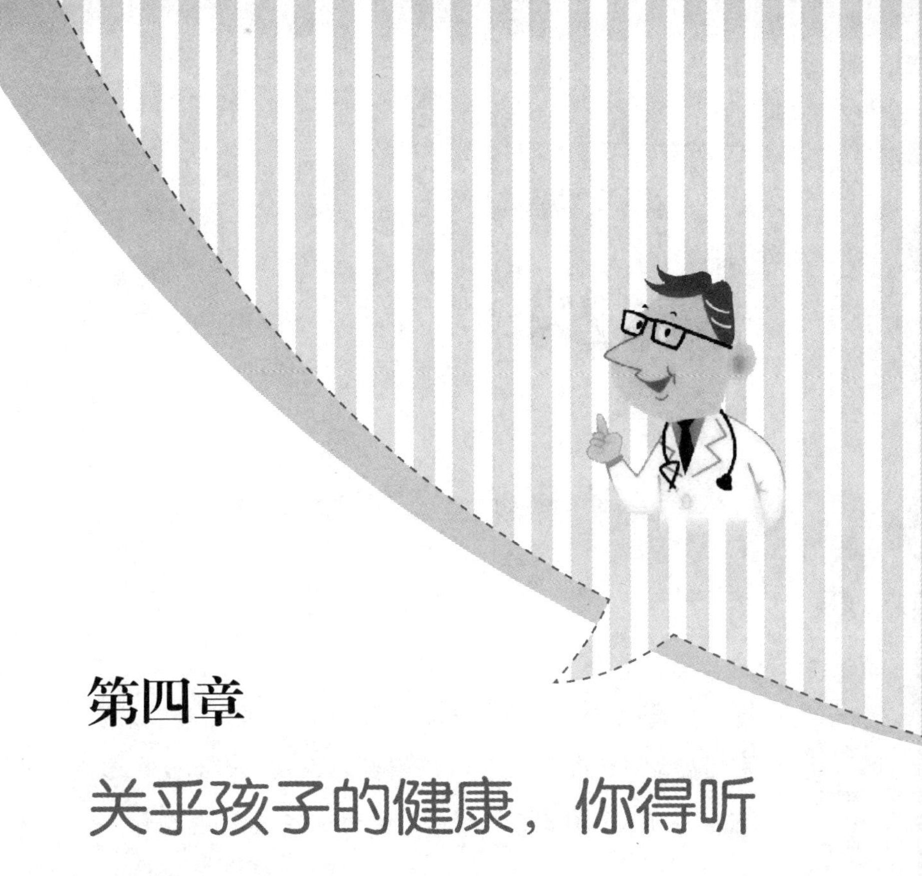

第四章

关乎孩子的健康，你得听明白

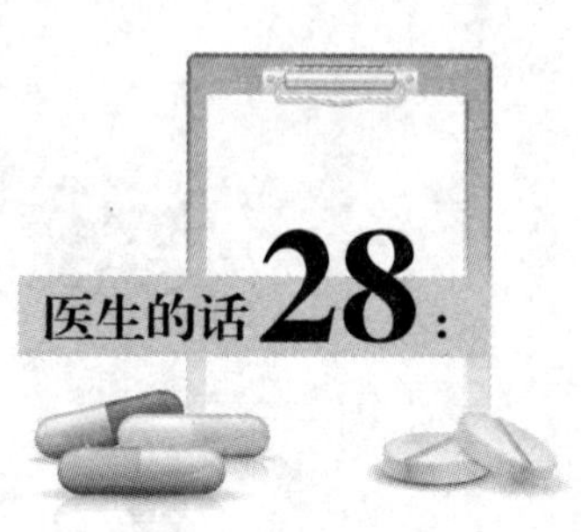

给孩子喂药一定要讲技巧

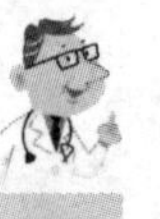

大多数药物都有异味，一般小孩子都不喜欢服用。特别是婴幼儿会很不配合，这就要求家长，不但要掌握正确的给药方法，更重要的是一定要有一些喂药的技巧。

夸奖是孩子勇气的源泉

如果孩子稍大一些，能听明白家长讲道理，就可以采取诱导劝说方法使小孩自觉服药。鼓励孩子要勇敢不怕“苦”。“你很乖，咱不怕苦，你是小英雄！”只要他第一次能自己解决服药问题，就应该马上赞扬，如果还有他人在场，就一定要当众多夸奖几句，那么以后就好办了。因此，做家长的要有耐心，以柔克刚，千万不要动肝火。

小宝宝用药，大人的操作是关键

给婴儿喂药，主要是靠大人了。喂药时，应将孩子抱坐在大人的怀中，让孩子舒服地斜躺着，头部略高，不要把孩子搂得太紧，以免引起孩子紧张。用小汤匙慢慢将药液自小儿口角处灌入，药液到达舌根处即可下咽。对于一些不是太苦、没有异味的药品，这种方法容易成功。对有异味的药，在"准备阶段"不要让孩子看见，以免让他预感到要吃苦药，而产生恐惧心理。可以先给孩子喝点糖水，然后趁其不备，把药喂下。喂药时注意药勺里的药不能顺着舌头往里直灌，这样很容易呛着，而且把药倒在舌面上，孩子会很快尝到苦味，而将药喷出来。因此，应将药液先从嘴角倒入舌边，稍停一下，等孩子快要咽下时，再把药勺抽出。有的小儿容易呕吐，喂药前不要给水太多，喂药后可给少许果汁。国外有一种新方法，叫"诱发吞咽"，即大人在距婴儿面部 30 厘米处，向婴儿柔和吹气，可引起婴儿张口吞咽，此时，可立即将药液送进婴儿口中。

对于喂药拒不合作的孩子，那就要设法巧灌了。方法是用大拇指和食指按住小儿两颊，使上、下颌分开，再将盛有药液的小汤匙放在病儿上、下牙之间，直至咽下药液。然后，轻拍孩子的肩背，让其情绪平稳下来。此时，设法不让孩子哭闹、躁动，以防止呛咳或把服下的药物吐出来。

有些知识，家长你不可不知

不要直接给婴幼儿服药片或药丸，最好给小儿服用适合儿童的剂型，如小儿止咳糖浆或颗粒剂（冲剂）。目前国内儿童专用药较少，如果医生给开的处方是片剂或药丸，应将药片或药丸研成粉末状放入糖水、蜜水或甜米汤中，搅匀后服用。但如果是缓释片或缓释胶囊，就不可研碎。因研碎后，不但起不到药物缓慢释放的作用，反过来不良反应还会加大好几倍，甚至会有生命危险。另外，不可将药粉溶入牛奶、乳制品、汽水、可乐等饮料中，以防药效减弱。如果是服用中药煎剂，则必须将药液浓缩成汁。因为，小儿胃的容量较小，对大容积的药液难以承受，极易反胃、呕吐。经过浓缩的药汁味道较苦，服前需加糖调味，若孩子无法忍受，可将总剂量分多次服。药房买的小儿专用液体药剂，生产厂家早已考虑到了小儿特点，均加入了矫味剂，有的是水果香型，儿童较易接受，可直接喂服。

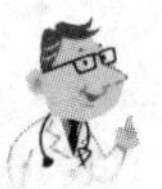

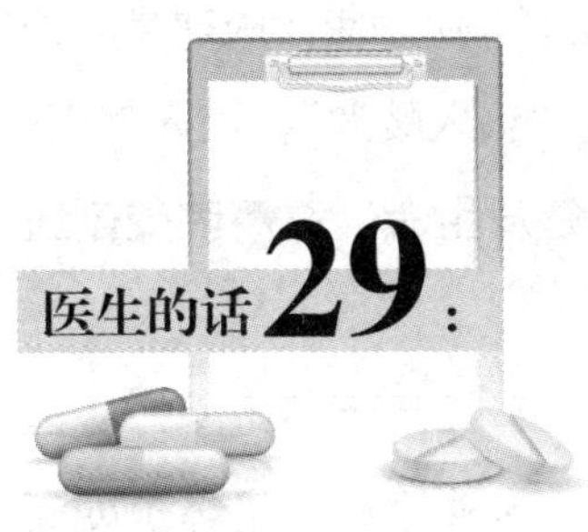

千万不要捏着小儿的鼻子灌药

曾有这样一个悲剧：一个5岁的男孩儿，因不愿吃药，心急的妈妈便捏着孩子的鼻子强行灌药。可是，喂药后不到1分钟，孩子的哭声及呼吸突然停止，虽经医院积极抢救，但还是未能挽救小生命。后经尸体解剖发现，1粒头孢氨苄胶囊卡在气管的上端。这是怎么回事呢？

别让药物“误入歧途”

人体咽部下端有两条通道，一条通往肺部，一条通往胃肠道；前者称为气管，后者称为食管。气管的起始处有一块“会厌软骨”，在神经系统的支配下，这块软骨的活动能密切地配合机体的呼吸和吞咽运动。例如进行呼吸、说话、唱歌等活动时，会厌软骨便关闭，防止食物误入气管。但如果在吞咽药物或食物时哭闹、嬉笑，就会使会厌软骨“无所适从”，以致药物或食物有可能“误入歧途”，进入气管。如为固体物质，可能发生窒息而危及生命，在鼻腔受到压迫时更易发生。

因此，面对孩子哭闹不配合，家长万万不可因为心里着急，就捏着孩子鼻子强行灌药。这种捏着孩子鼻子硬灌的方法很不好。一是好不容易灌下去，又会在哭闹声中吐出来，孩子受罪，大人着急。二是灌不好还会出危险，甚至造成窒息死亡。为了孩子的安全，千万不要捏着小儿的鼻子灌药。

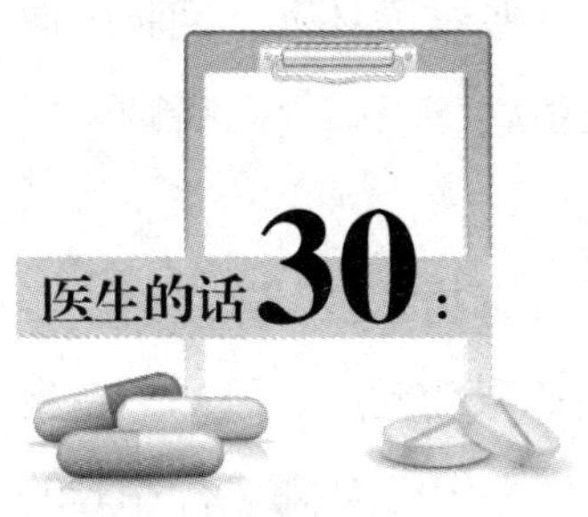

别把小孩当作“小大人”

小儿生理状况与成人存在很大的不同，各个生理系统、器官都不成熟，抵抗力较低，因此对大多数药物耐受性较差，容易发生不良反应。

小儿神经系统发育还不太完善，对多种药物都比较敏感，如止喘药——氨茶碱，很容易兴奋中枢神经系统，引起兴奋过度、发热、出汗，用量稍有不慎，就容易造成中毒，严重的还能引起惊厥，或因脑水肿而导致死亡。庆大霉素、卡那霉素能使婴儿及学龄前儿童听神经受到损害，甚至听觉丧失而造成耳聋。

小儿消化道发育不完善，肠壁还很薄，黏膜上有许多血管，通透性高，对药物的吸收率也高，药物能很快发挥作用，这是有利的方面。但不利的一面是，药物剂量稍有过量，就能产生毒副反应。如糖皮质激素类药物，可引起小儿胃及十二指肠溃疡，引起婴儿肠黏膜坏死，回肠出血或坏死；幼儿及学龄前儿童多发生胰腺炎。氯丙嗪则可以使婴幼儿发生肠梗阻。

小儿肝脏酶系统也不完善，解毒功能差，某些需要经过肝脏解毒的药物容易呈现明显的毒性反应。例如，新生儿发生的“灰婴综合征”，就是因为服用了氯霉素而引起的急性中毒。

婴幼儿皮肤及黏膜比较娇嫩，皮肤角质层比较薄，血管也很丰富，吸收作用非常强，尤其是局部有炎症破损时，吸收药物更快，就更容易达到中毒的程度，所以应用外用药时，必须特别注意。婴幼儿高热，如用乙醇（酒精）擦浴，甚至可通过皮肤吸收而发生昏迷，呼吸困难。婴幼儿饮用牛奶，大便干燥而肛裂，在用丁卡因软膏止痛时，因丁卡因可以从直肠黏膜吸收，而产生高铁血红蛋白症。婴儿湿疹，用硼酸水湿敷，硼酸可以通过皮肤吸收而发生呕吐、红斑、惊厥及肾损害。曾有报道，一个 6 岁的儿童，因灭虱将敌敌畏洒在裤带上，不久，便发生昏迷、腹痛、视力障碍等一系列敌敌畏中毒症状。特别是盛夏秋初，怕蚊虫叮咬可爱的宝宝，但千万要注意，不要把农药喷洒在凉席上！如果小孩躺在凉席上玩耍或睡觉，就很容易引起有机磷农药中毒，危及生命。

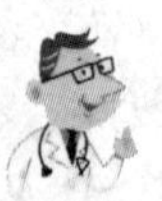

总的来说，小儿用药必须注意他的生理特性及对药物作用的特殊反应，慎之又慎，合理用药，这样才能达到预期的治疗效果。否则，将会产生不良后果。

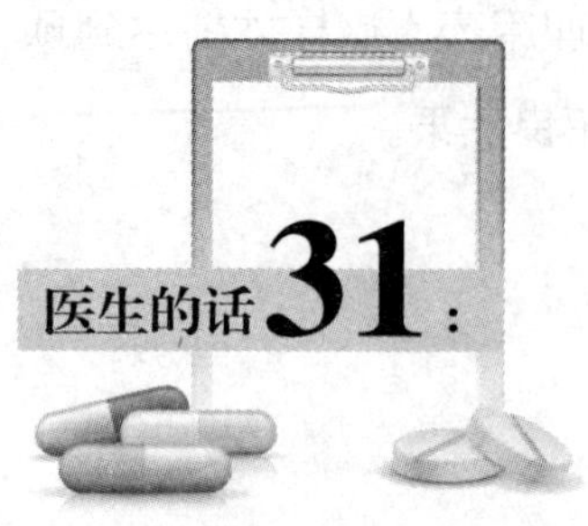

儿童用药应该“量身定做”

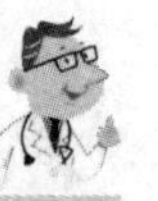

儿童药品一般是根据小儿的生理特性、心理特点、用药特点专门研制的。它不仅有极强的针对性，而且能最大限度地避免副作用，保护儿童的身体不受或少受伤害。因此，为了孩子的用药安全有效，一般情况下，不随便使用成人药品，最好选用儿童专用药。

“不靠谱”的经验用药

孩子生病时，一些家长缺乏科学用药常识，对于没有儿童适宜剂型、规格的药品，往往简单从个人用药经历自行决定减少药量或改变给药方式，不但难以准确控制服药剂量，影响药物疗效，也带来了用药风险。因为即使估计得药物剂量差不多，但如果对药的性质、作用及毒副反应不了解，使用后仍可能出现意外。

曾有报道，美国有一母亲，由于前些日子咳嗽，医生给她可待因片口服后很见效。过了 1 个月后，她 2 岁的孩子由于感冒咳嗽不止，于是，就想起了她剩下的可待因片，顺手掰了 1/3 片给孩子吃了，后来听不到孩子咳嗽了，孩子也不动了，尽管马上抱着孩子去医院抢救，但为之已晚。由于近年美国 13 个儿童因可待因致死，所以美国食品药品监督管理局不得不发出警告：建议 2 岁以下儿童不要服用任何含可待因的止咳药，像我国的联邦止咳露（复方磷酸可待因溶液）小孩就不能用了。而我国目前重视的程度还不够，宣传也不到位，希望能引起大家注意。

儿童用药要特别谨慎，应多一份精心。

有些病，像小儿麻疹、腮腺炎、猩红热等，基本发生在小儿身上，而在成人身上较少出现。这说明小儿的身体与成人的身体，绝不只是重量上的差异问题，而有着本质上的不同，不能把他们看作“微缩版的成人”。因此，**小儿用药与成人相比，有质的区别**。

小儿身体在发育成熟度、解毒力、排泄力、抵抗力、耐药性方面都和成人不同，而现在的药物都是基于一个成熟的、有较好抵抗力的成人为对象研制的。因此，把成人的药用于小儿，病虽可以治好，但结果不一定理想。另外，由于小儿抵抗力弱及身体发育不成熟，成人药可严重影响小儿的身体健康，医好此病的同时，又可能会诱发其他病。

虽然有些药物，对小儿没有什么特殊的毒性，但由于过小的儿童对毒副反应不能表达，如耳鸣、耳聋等，以致酿成大祸。而有的药物对成人没什么毒性，而对小儿则属于忌用或禁用。因此，如果对药物的这些特殊性不了解，切不可盲目给儿童使用。

遗憾的是，多年来企业生产儿童用药的积极性不高，儿童药的适宜剂型和规格缺乏。同时，说明书中关于儿童用药描述含糊。例如，许多药品说明书中仅有“小儿慎用或酌减”“谨遵医嘱”等描述，缺少明确的儿童适应证和用法用量，也没有明确标注不良反应警示等信息，医生只能凭借临床实践经验用药。

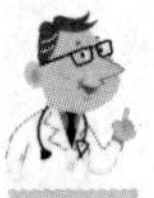

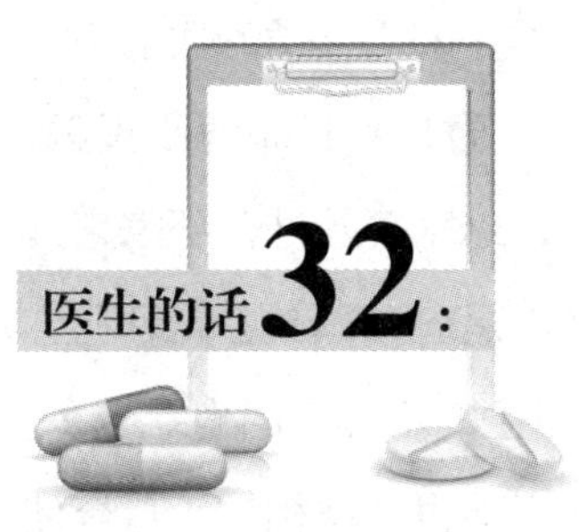

儿童用药不宜过多过频

儿童用药的原则是宜少不宜多，尽可能减少不必要的用药。要使孩子身体健康，不能靠吃药，而是靠合理喂养，靠食物中的营养和户外活动，只有这样，孩子才能健康成长。

不合理用药，无异于“雪上加霜”

当今，一对夫妇只有一个孩子，一旦得了病，家长比子女还着急。有些家长，恐怕孩子的病好得慢，干脆就像打鱼那样“撒个大网”，上药店就买了好几种药，于是，品种越用越多，剂量也越用越大，甚至到了医院找医生让给孩子多开点儿药。其实这样做，潜在的危害是很大的。因为，药物的毒副反应不一定在当时就表现出来，有时往往把一些反应误认为是疾病的另一种症状表现。

许多家长对医药学知识不太了解，如果孩子的病情不见很快好转，往往会埋怨、责怪医生。更有家长病急乱投医，带着孩子从这家医院跑到那家医院，这家开几种，那家来几个，往往是商品名不同的药，通用名却是一种，造成重复用药。殊不知，用药品种越多，药物之间产生的不良作用也就越多。用药相同，药的作用是相加了，而毒性也同样相加，甚至使生命受到威胁。如这样“急于求成”反而害了孩子。

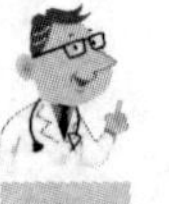

食补胜药补

有的家长对孩子的身体状况过分关注，不是用点保健药，就是用些营养药，不管大病小病动不动就吃药，使各个脏器都很娇嫩易损的小孩机体，经常不断地遭到药物的刺激。这样不仅对小孩的生长发育有不良影响，而且当病情需要时，有的药物反而不灵了。也就是说，产生了耐药性。用药就像打仗一样，由于新式武器的过早反复使用，使到关键时刻再用时，因敌人有了对付方法，而造成打击不力。无论是中药，还是西药，“是药三分毒”。应提倡尽量少用药，即使是各种维生素，儿童只要平时注意均衡饮食，是没有必要服用各种含维生素、微量元素等营养药的。过量服用维生素 C、维生素 AD，都能伤孩子的身体。记住这句话：“能食补，不用药，食补胜药补”。

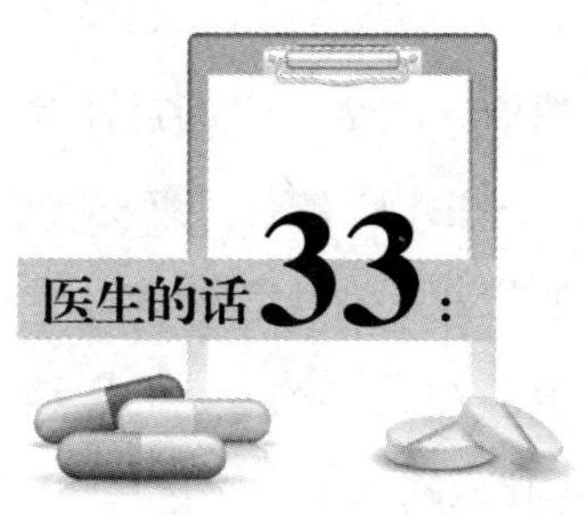

婴幼儿服中药应谨慎

不要认为中药对婴幼儿副作用小，就安全。中草药化学成分复杂，婴幼儿的肝、肾等重要器官发育还不那么成熟，随便服用中草药容易产生副作用，严重危害婴儿健康。

家庭中给婴幼儿服用中草药，最常见的是清热解毒药。但是，由于有些中草药含有鞣质、生物碱、挥发油、苷类以及无机盐等复杂化学成分，所以肝功能发育还不完全的婴幼儿服用后，很有可能会加重肝脏负担，损害肝功能。超量服用中草药也会产生副作用。

滥用中药不“平安”

在我国江南一带及某些城乡，有这样一种习俗，即愿给刚出生的新生儿服黄连、钩藤茶等草药。据说这样能解除婴儿从母体带来的“胎毒”，保证以后夏不生痱子、冬不长疮。其实，这样做不但达不到想象中的结果，而且还会影响新生儿的健康，是不科学的。一些儿科专家研究发现，新生儿服草药后，会影响胆红素的代谢，发生急性溶血性黄疸，出现皮肤、眼珠、小便发黄。在南方约 5% 的男婴发生过这类黄疸，原因多与新生儿服草药有关。

婴儿在出生时粪便呈黑褐色，这是正常的生理现象，过几天后便会自然转黄，根本不需要用黄连等药物来祛“胎毒”。因为所谓的“胎毒”会在新陈代谢过程中排出体外，不会留在体内。所以，没有必要用草药祛“胎毒”。

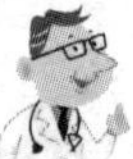

有人认为，让婴儿多吃六神丸可以不生痱子和疮疖。由于六神丸内含有一定毒性的蟾酥，服用过量可引起消化系统、循环系统的功能紊乱，从而发生恶心、呕吐、心动过缓等症状，严重者发生心房心室之间的传导阻滞、惊厥和循环衰竭而死亡；还有人将珍珠散洒在乳头上，认为乳儿吸吮后会使体质健壮。但应注意，这种药含有朱砂成分，朱砂所含硫化汞具有小毒，少量服用能解毒、安神、明目、定惊，然而，超量服用或长期服用，身体会受低浓度汞的作用，而出现齿龈肿胀、咽喉疼痛、唾液增多、恶心呕吐，以及多梦、记忆力减退、兴奋性增高、不安、失眠等精神症状，对脏器功能极有伤害。

因此，家中不要滥用中草药给孩子保“平安”。

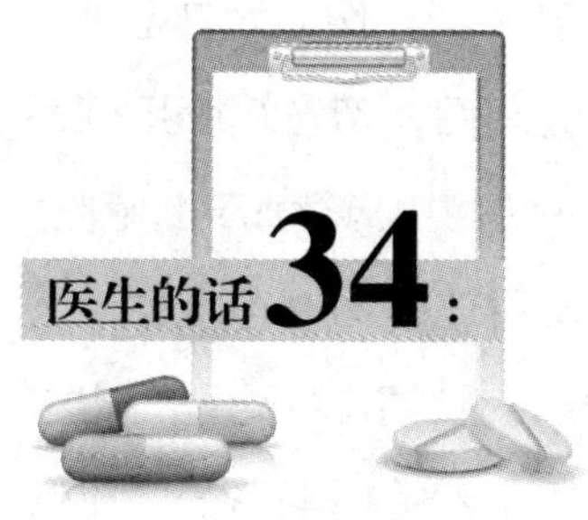

儿童感冒不能用阿司匹林

阿司匹林又叫乙酰水杨酸，应用一百多年以来，一直受到人们的重视，所以大家都很熟悉它。阿司匹林已成为家庭必备的解热镇痛药之一。然而，患病毒性疾病的儿童服用这个药退热时，可能出现严重的毒副作用。

雷耶综合征的“幕后帮凶”

早在1963年，澳大利亚小儿病理学家雷耶博士曾披露过这样一个事件：有21例4个月至16岁的患儿，因服用阿司匹林而突发急性精神神经症状，而且都在短时间内相继死亡。尸体解剖探明有脑水肿及肝、肾等脏器的脂肪沉积现象，后来，人们称此病为“雷耶综合征”。近年来发现，此病几乎在任何年龄均可发生，但其中以 5~15 岁者发病率最高，在 10 万名儿童中，有 1~2.5 例。尤其是患了流行性感冒或水痘等病毒性传染病以后，若连续服用阿司匹林 7 天左右，最容易罹患此病。其主要表现为：不断呕吐、昏睡和烦躁不安等，严重者可出现昏迷、抽搐等现象，甚至死亡。据美国疾病控制中心的报告，“雷耶综合征”患者的死亡率高达 32%。少儿患此病后，若能早期诊治，可恢复健康。但病情严重者，仍会产生脑部损伤后遗症，出现智力低下、生长发育迟缓和运动障碍等现象。

医学家研究表明，虽然引起“雷耶综合征”的元凶是病毒，但阿司匹林也起到了推波助澜的作用。于是，英、美、意大利、澳大利亚、新加坡及科威特等国，为防患于未然，已不再出售儿童服用的阿司匹林，并警告做父母的不要让少年儿童服用任何含有阿司匹林的药品。要求药厂须在药品外包装及瓶身上，醒目注明或贴上警告标签：“16 岁以下少年儿童患流感、水痘或其他病毒性感染，不得擅自使用本品。”

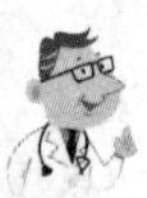

复方制剂“小心”处方组成

APC 是阿司匹林的复方制剂，是复方阿司匹林的简称，是我国临床上常用的解热镇痛药。广泛用于感冒发热、头痛、关节痛等症，因为它主要含有阿司匹林，儿童也就不适用了。

APC 中的“A”，就是阿司匹林。阿司匹林对消化道有明显的刺激作用，尤其是婴幼儿胃肠黏膜非常娇嫩，肌层发育也不完善，且因婴儿胃接近水平位，药物胃内存留时间会相对延长，如果服用APC，对黏膜的刺激和损伤更为明显，不仅会引起恶心、呕吐，更易引起胃肠出血，甚至胃穿孔。婴儿的听神经对阿司匹林异常敏感，用药后可产生眩晕、耳鸣、耳聋等症，停药后听觉功能恢复缓慢，甚至会造成永久性耳聋。此外，在婴幼儿患流感、水痘时，服用APC易患雷耶综合征，很容易被误诊为中毒性脑病或病毒性脑炎。

APC中的"P"，就是非那西丁。非那西丁对肝、肾等内脏也有损害作用，特别是婴儿的肾脏发育尚不成熟，严重的可引起急性肾衰、肾乳头坏死。

APC中的"C"就是咖啡因了。咖啡因具有兴奋作用，因婴幼儿的神经抑制功能本来就较差，高热时很容易引起惊厥，如果婴幼儿发高热时，用APC来退热，就等于"火上浇油"，致使因发汗过多而引起虚脱。

综上所述，儿童在发热时，不宜随便给孩子服用APC，在选用感冒药时，要看一下感冒药的处方组成，如果含有阿司匹林,那就不要选用,可选用含对乙酰氨基酚（扑热息痛）的感冒药。

小儿感冒发热，最主要的是，要及早作出诊断。为给孩子退热，应选用刺激性较小的对乙酰氨基酚（扑热息痛），并配合物理降温，这样较为安全妥当。

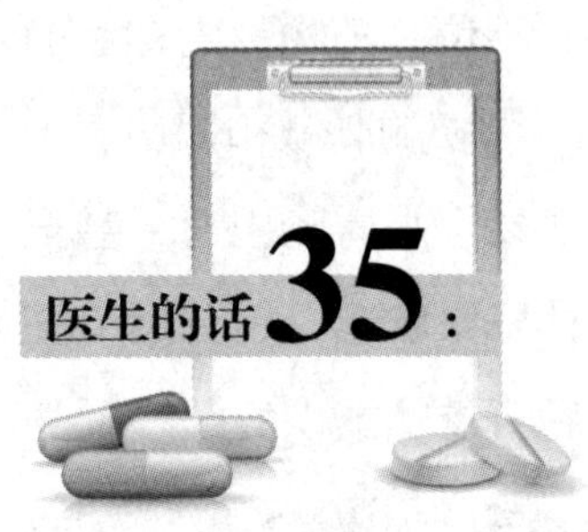

小儿腹泻有些药物不宜用

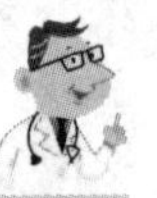

小儿腹泻是儿科常见病，多发病。临床上治疗腹泻的药物很多，但其中有些药物对于机体发育尚不完善的小儿来说则不宜服用。

功能性止泻药小儿不宜服用。如洛哌丁胺（易蒙停）、复方地芬诺酯（苯乙哌啶）等。洛哌丁胺适用于各种病因引起的急慢性腹泻的治疗。但其作用强烈，用于低龄儿易致药物不良反应，如影响中枢神经系统等，5 岁以下儿童禁用。复方地芬诺酯适用于急慢性功能性腹泻和慢性肠炎的治疗。该药中的地芬诺酯可直接作用于肠平滑肌，作用类似吗啡。小儿用药剂量至今尚无统一标准，2 岁以下婴儿禁用。2 岁以上小儿应慎重使用（大剂量易引起小儿呼吸抑制）。

某些抗菌药物小儿不宜服用。如喹诺酮类药、四环素类药。喹诺酮类药如诺氟沙星、环丙沙星等对致病性和产毒性大肠埃希菌、沙门菌属等所致的胃肠炎、菌痢有良好的疗效，临床应用广泛，为人们熟知。但因该类药物有抑制骨生长的可能，因此，12 岁以下小儿不宜选用。四环素类药如土霉素、强力霉素等具有广谱抗菌作用，治疗感染性腹泻具有一定疗效。但 8 岁以下小儿应用该类药可致恒齿感染、牙釉质发育不良和抑制骨生长，因此 8 岁以下的小儿应避免应用此类药物。多西环素虽平时副作用不明显，但大规模使用时，就会变得严重起来，包括光敏、变态反应、腹泻、阴道炎、少见氮质血症及 8 岁以下儿童的牙齿着色病变等不良反应。多西环素也应局限于 8 岁以上儿童、非孕妇女。

吸附作用的肠黏膜保护剂小儿不宜长期使用。如药用炭片、蒙脱石散（思密达）等能吸附导致腹泻及腹部不适的多种有毒和无毒刺激物，减轻对肠壁的刺激，减少肠蠕动，从而起到止泻作用。但由于该类药吸附作用强，且无选择性，对消化酶如胃蛋白酶、胰酶的生长活性均有影响，长期应用可导致小儿营养不良，故 3 岁以下小儿腹泻或腹胀，禁止长期使用。

知识加油站

小儿腹泻知识

在腹泻的急性期，患儿多不能耐受奶汁，常需先禁食 8~12 小时，但禁食时间不宜太长，以免影响营养。

新生儿由于细胞外液多，腹泻时累积损失相对较多，故需补充液体，一般可用口服补液盐。其中电解质含量较高，在使用口服液的间隔时间内加喂糖水或温开水，严重病儿需要静脉补液，好转后改为口服补液。

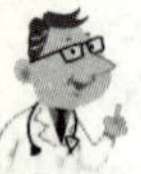

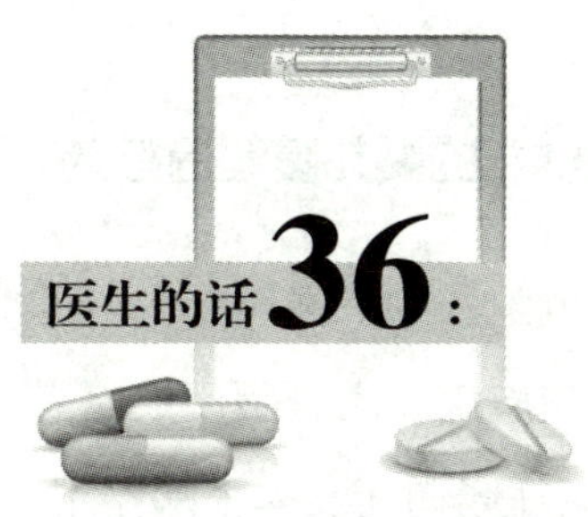

婴儿腹泻不要盲目使用抗菌药

婴儿的胃肠功能容易受外界影响，受凉、受热、生活料理不当或者乳母的饮食失调等，都可能引起婴儿消化功能紊乱。母乳不足、喂牛奶或代乳品，过量或浓度不合适，乳母生病继续给婴儿哺乳等，都能引起婴儿肠道不适，发生呕吐、腹泻。

婴儿腹泻一般为单纯性腹泻，治疗时首先要查明原因，如果不是因为喂养不当造成的，多为消化不良所致，可以给予适当的药物治疗。首选肠道收敛剂，如蒙脱石散（思密达）、鞣酸蛋白等。婴儿水泄使用这类药物后，能很快止泻，防止发生脱水症状。如果是由于婴儿肠道异常发生酵解而引起的腹泻，用乳酶生治疗，会收到良好的效果。

但不少家长缺少医学常识，简单地照搬大人腹泻的常用治疗方法，盲目使用抗菌药物。

痢特灵、氟哌酸——“最糟糕”的婴儿腹泄治疗药

痢特灵是大家较熟悉的一种抗菌药物，通用名为呋喃唑酮，它主要用于治疗细菌性肠道疾病。由于服用这个药后，人体不容易吸收，大部分停留在肠道而发挥杀菌作用，并且抗菌谱广，性质稳定，服用方便，价廉易得，而深受人们欢迎。有些家长从字义上理解痢特灵，认为它治疗跑肚拉稀“特别灵”，于是就用它来治疗腹泻。殊不知，呋喃唑酮的毒副作用可不小，常见的有胃肠道不适、恶心、呕吐，还能引起多发性神经炎、四肢麻木、关节痛，双下肢迟缓性瘫痪、心肌损害、语言障碍、耳聋、过敏性哮喘、溶血性贫血，甚至死亡。由于婴儿免疫系统与肝脏酶系统尚未完善，对该药的敏感性特别高，更易引起不良反应。因此，对婴儿来讲，此药是不适宜的。

氟哌酸，通用名诺氟沙星，它具有抗菌谱广、抗菌活性强、组织穿透性能好、药价便宜的特点，也是应用广泛的治疗肠道感染抗菌药。一些家长，在孩子腹泻时就给孩子服用诺氟沙星。这种用药行为其实存在着非常大的隐患。研究发现，诺氟沙星可使人体骨骺线提前骨化。而骨骺线是人体骨骼的生长发育点，位于长骨的两端。一般来说，女童在 12 岁以前、男童在 14 岁以前，骨骺线中的成骨细

胞十分活跃，使得孩子得以不断长高。处于这个年龄的儿童，当用诺氟沙星剂量偏大时，将会使儿童的成骨细胞生长受到抑制，骨骺线过早骨化，长骨不能继续向两端增长，其后果就是停止长高。尽管目前还没有完全弄清楚诺氟沙星对儿童关节的远期影响，但多数学者认为，为了儿童的健康发育，尽量少用或不用，年龄越小，越要慎重。

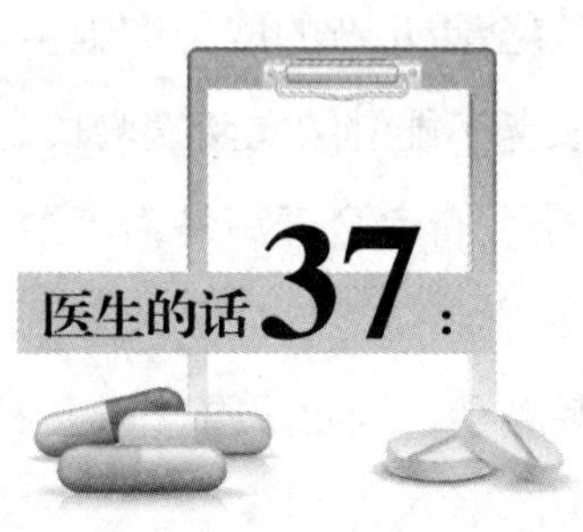

儿童出水痘用激素是雪上加霜

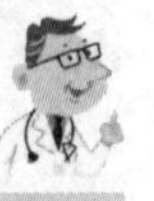

在医院门诊，医生曾遇见一个10岁患儿，全身布满水痘、丘疹，有许多已结痂，口腔及咽部也有散在疱疹，自觉瘙痒明显。家长说患儿已病了1周，在当地看了几次，吃过几天药，还输了液，疱疹不但没少，反而越发越多，体温不降反升，且开始出现咳嗽、咳痰伴胸痛。经过仔细检查和拍片后，诊断为水痘并发肺炎。查看用过的药物，发现除了使用抗生素、抗病毒药物外，还使用了地塞米松和泼尼松（强的松）。于是，医生一看就明白了，孩子病情加重的原因是滥用了激素。

不少人把激素当作灵丹妙药，凡病必投，结果贻害无穷，此例就是个明证。水痘是由水痘-带状疱疹病毒引起的急性传染病，整个病程中禁忌使用激素，激素对该病毒根本没有杀灭作用，即使因其他疾病而正在服用激素的水痘患者，如果情况许可，也应该将激素减至生理剂量（相当于一般治疗量的 1/10~1/5），必要时停用。否则，由于激素的免疫抑制作用，会引起身体抗病毒感染能力降低，防御能力削弱，且能促使病毒繁殖和扩散，使病情加重，可发生出血性水痘或继发感染而导致死亡。**用激素是雪上加霜，病毒感染应禁用激素**。

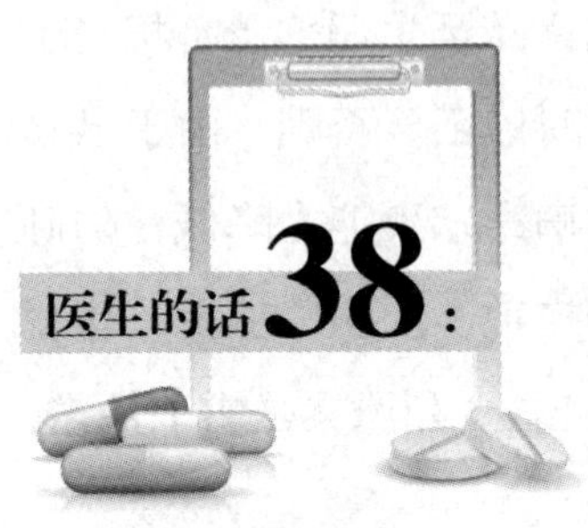

儿童肚子痛不要随便服止痛药

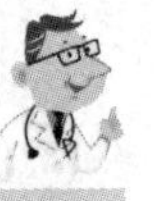

肚子痛是一种较为常见的儿童疾病，有的是由蛔虫引起的，如肠蛔虫症、蛔虫性肠梗阻、胆道蛔虫症等；有的肚子痛则可能是由某些其他疾病引起的，如阑尾炎、胰腺炎以及肠道的感染和消化不良等。可见，孩子肚子痛的原因是很复杂的，弄不清病因，就不能给孩子随便服用止痛药。

别盲目让疾病发出的“警报”停止

当孩子发生剧烈的腹痛时，只是肚子内脏器发生炎症或其他严重病变的一个突出症状，但“隔着肚子看不见”，我们无法去观察清楚肚子里到底发生了什么情况。而这个剧烈的腹痛像一个尖锐的信号，告诉家长，孩子身体里有严重的病症存在着。疼痛的持续存在并加重，是继续在警告家长，孩子的病情在加剧发展，应该尽快请医生或去医院。但是，在孩子腹痛早期，还没有弄清楚孩子的身体里面发生了什么样的情况时，有些家长因“爱子心切”，不分青红皂白就给孩子服止痛药，这是没有好处的。还有的家长甚至给腹痛的孩子打止痛针，这样做，虽然孩子的疼痛暂时减轻了，哭闹也停止了，但后果有时却是非常严重的。实际上，孩子体内的疾病可能并没有好转，而在继续发展着。由于止痛药、止痛针暂时止住了疼痛，这就掩盖了病情，使疾病发出的“警报”停止了，这样反而延误病情，常常给诊疗带来更大的困难。如急性阑尾炎往往会因此而发生穿孔，即使孩子得到了急救，也会对孩子的健康造成不应有的伤害。

因此，**当孩子闹肚子痛时，首先应当弄清楚是什么原因引起的腹痛，最好还是带孩子上医院检查，以便对症下药，得到及时的治疗**。家长切不可给孩子滥用止痛药或止痛针，以免误诊而造成严重的后果。

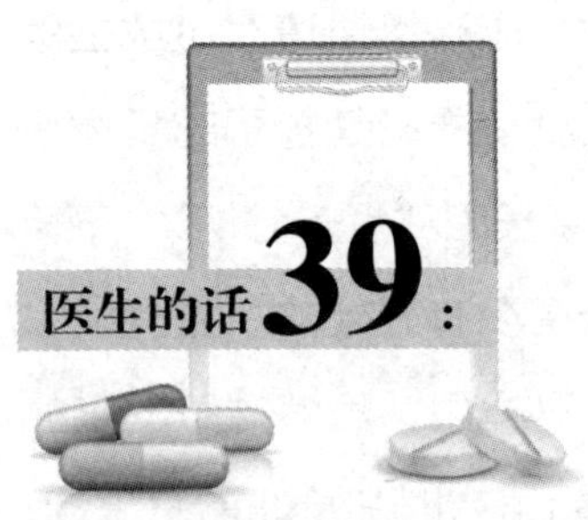

不要给孩子服减肥药减肥

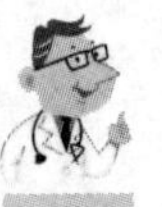

一位母亲，自己吃减肥药感到效果好后，就试着给自己的胖儿子服用，一个疗程下来，儿子的体重降了许多，皆大欢喜。不过，第二个疗程还没结束，问题就出来了。开始是孩子不吃饭，一看见饭桌上的东西就直摇头。接着孩子直喊头昏，浑身无力，上体育课居然晕倒被老师送回来。到医院检查，医生说他得了厌食症，随后造成低血糖，这一切都是因为服用减肥药引起的。

胖孩子的苦恼，药物解决不了

的确，现在生活条件好了。大鱼大肉，使得肥胖儿童越来越多，这已经是一个不可忽视的问题。据统计资料表明，目前儿童的肥胖，除少数与遗传、疾病有关外，绝大多数都属于单纯性肥胖，也就是说，这种肥胖是因为吃得太好和运动太少引起的。当然与饮食的环境也有一定关系。国外有人做过这样的调查，凡是肥胖家庭养的宠物也很胖，而消瘦家庭养的宠物一般都不会过胖。国内的统计也发现，在学校寄宿的儿童，由于有专人调配饮食结构，胖孩子极为少见。

但药物减肥，目前主要还是针对成年人的。药物减肥，一方面是对大脑的饮食中枢造成一定抑制作用；另一方面通过一些缓泻剂，使多余的水和脂肪排出体外，从而达到减肥的效果。但饮食中枢的过于抑制，容易导致厌食症的发生，这在儿童中是最容易出现的。成人的缓泻剂，对于儿童来说，就成了“泻药”。如果服用太多，就会引起脱水和胃肠功能紊乱。从表面上看，体重减轻了不少，但实际上已对儿童健康造成了伤害。因此有关专家郑重指出，儿童不宜服用减肥药物，如果病情需要，也必须在医生指导下进行。

而家长对肥胖儿童应有信心，关键是注意饮食的调节，如果采取合理的膳食结构，适当加强体育锻炼，随着个子的不断长高，肥胖是可以逐渐消除的。

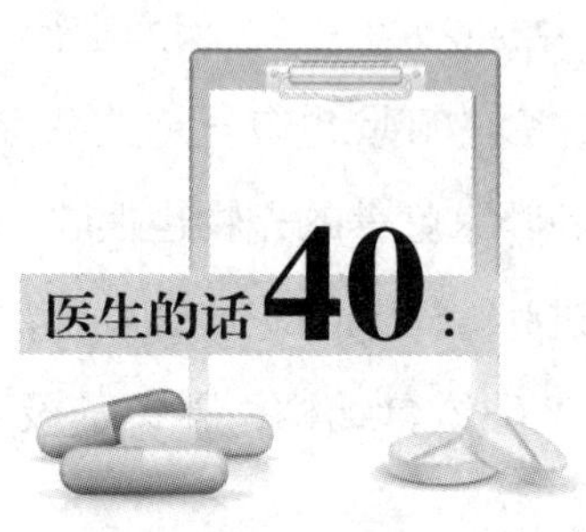

考试前不要给孩子服用ATP

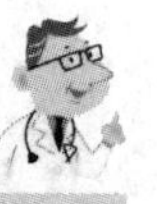

中、高考前夕，总会有些家长给孩子买回很多ATP，认为ATP能使孩子的脑子变得灵活，考出更好的成绩。实际上，这是不科学的。

ATP又叫三磷酸腺苷，习惯上常称它为“能量”。它是人体内生物氧化过程中释放出来的能量，以ATP高能磷酸链储存的一种形势，可供机体利用。另外，它又是一种辅酶，参加体内脂肪、蛋白质、糖类、核酸、核苷的代谢，并释放出代谢中需要的能量。的确，ATP是人体内不可缺少的物质。

人脑是耗能量较多的组织，人脑的能量来源几乎全靠血糖有氧代谢供给。因此大脑的能量完全依赖于血糖浓度的水平。血糖低就不能保证大脑足够的能量，会使记忆力下降，出现头昏、困倦等情况。

一般来说，1 摩尔的葡萄糖能产生 686 千卡（1 卡 =4.184 焦耳）的能量，净合成 38 摩尔的 ATP。而每摩尔的 ATP 在人体内水解后只产生 8 千卡的能量。因此，依靠外来的 ATP 供给大脑的能量是相当有限的，也远远满足不了大脑思维活动的需求。

保证大脑足够的能量，关键在于保持血液中正常的血糖数值，而血糖正常数值的相对稳定取决于淀粉、蛋白质、脂肪等供能物质的摄入。由此可见，青少年学生要保证大脑的“兴奋度”，就应保证膳食中足够的淀粉、蛋白质、脂肪物质、维生素、矿物质的摄入，保证充足的睡眠，适度的体育锻炼，这才是脑子灵活的基础。

同时研究也发现，ATP 不易透过细胞膜。因此，口服 ATP 能否发挥其生理效应，值得怀疑。况且，有个别人还对 ATP 过敏。**权衡利弊，如果青少年未生病，还是不吃为好**。

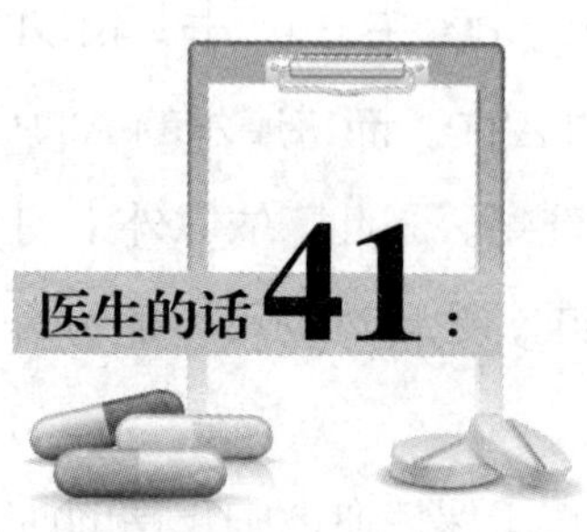

孩子个儿矮不要盲目使用增高药

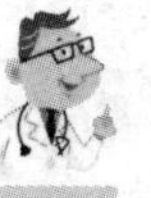

有些青少年增高健美心切，便随意购买“增高药物”服用。然而，如此盲目用药，不仅浪费钱财，而且还会带来一定的不良后果。

矮身材的科学判定

人的生长发育是一个相当复杂的过程，因而影响生长的因素也很多。所谓矮身材，是指身高明显低于正常同种族、同年龄、同性别的平均身高或身高明显低于正常同龄人。一般认为16岁以后，不论男女，身高低于130厘米者称为侏儒症，男性身高低于145厘米，女性身高低于135厘米称为矮身材。常见的矮身材有下列几种：

1. 偏食厌食及营养不良性生长迟缓。

2. 青春期延迟。

3. 克汀病（即呆小症）。

4. 垂体性侏儒。

5. 特纳综合征。

6. 软骨发育不全等。

矮身材患者必须到医院经专科医生诊断，医生则通过对患者骨龄的测定、骨密度测定、观察生长速度及实验室检查 T_3、T_4、生长激素、微量元素、染色体检查等等，根据上述检查的结果进行鉴别诊断，结合病情、年龄、性别制订治疗方案，给予全面、系统的治疗。

饮食和锻炼对于增高很重要

如果每一个矮身材患者都图省事，而草率地买几包“增高药物”服用，是无济于事的。尤其是小孩，一定要慎重。因为药物既能促进身材的发育，也能促进其他方面的发育，如性早熟等，女孩可提早月经来潮、乳房增大，男孩可过早长胡须、阴茎勃起等。

确有一些青年朋友，因入学、就业、参军、婚恋等，渴望自己的身材高大、挺拔，便买“增高药物”服用，却不知道自己因骨龄成熟已过了长高的机会，花了钱却无任何效果。

提醒大家要注意以下几点：

1. 基因重组生长激素，必须在专科医生的指导下使用。禁用于恶性肿瘤患者。

2. 如果确诊是生长激素缺乏症、先天性卵巢发育不全症、慢性肾功能不全致身材矮小或小于胎龄儿引起的矮小，可以用基因重组生长激素治疗。

3. 不论身高低于正常人，还是生长速度缓慢，都应尽早就医，愈早治疗效果愈好。如能在 2~3 岁确诊，并立即治疗最理想。一般年龄在 12 岁以前，治疗效果较好。

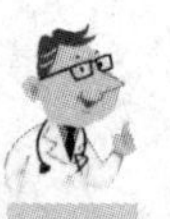

4. 不主张将生长激素应用于健康的身材矮小儿童。

5. 在每年的 5 月，儿童生长发育最快，这个时候应特别注意营养。在膳食中适当增加些瘦肉、禽蛋、鱼、虾、牛奶、新鲜蔬菜、水果和动物肝脏，以利于骨骼生长。

6. 身材矮小与出生一年内饮食有关，母乳喂养很重要，当婴儿 4~6 个月以后，必须开始添加营养丰富的辅助食品。

7. 儿童在睡眠时，生长激素分泌增多，充足的睡眠可促进人体长高。

8. 运动可以使生长激素分泌增多，提高骺软骨细胞的生长能力，促进骨骺的生长发育。因此，青少年应选择参加轻快活跃自由伸展，具有开放性、弹跳性、灵敏性和有一定速度的运动项目，其中跳跃性的锻炼对于增高特别有益。

9. 国外有研究发现，父母吵架或家庭破裂可影响孩子长高。家长要为子女创造一个温暖、和睦的家庭环境。

10. 赖氨酸和益智增高灵，对于儿童增高有辅助治疗作用。若单纯服用此药，其作用不甚明显，欲获得最佳疗效，则应采用综合疗法。

综上所述，**青少年的身体健康、协调生长要用科学的方法，对于需要使用“增高药物”的孩子，必须在矮身材专科医生的指导下应用。**

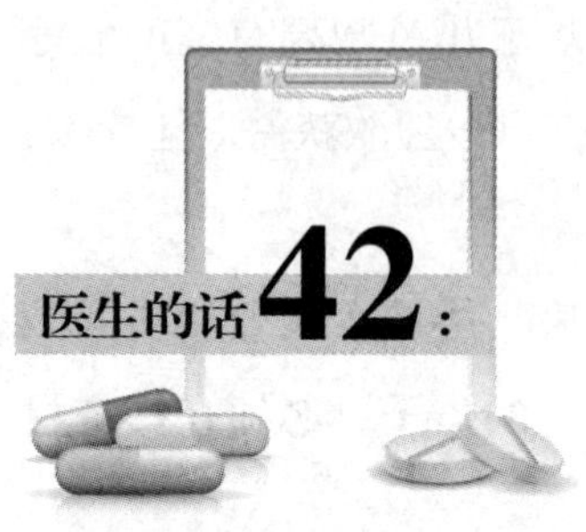

婴幼儿外用药须谨慎

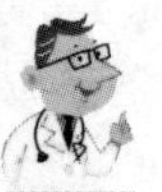

有的家长认为，给婴幼儿打针吃药应小心谨慎，以防发生毒副作用。而外用，则认为不会出现什么问题。其实，这些想法是不对的。

因为婴幼儿的皮肤角质层较薄，对药物的吸收作用较成人要强，所以，**婴幼儿外用药物时，要特别注意药物吸收后的不良反应**。有些药物即使局部使用，也会通过黏膜吸收而引起中毒。曾有两名 4 个来月的男孩，仅用了 1 滴萘甲唑林（鼻眼净），2 小时后就大汗淋漓、面色灰白、四肢发冷，经及时抢救才脱险；有一幼儿，曾因烫伤外用新霉素软膏，结果造成耳聋；有些幼儿，应用 1% 硝酸银眼药水，使眼黏膜产生炎症，严重的会因银沉淀而致盲，从此眼睛就看不见东西了；有的婴幼儿，患湿疹继发感染，用硼酸水洗或外涂硼酸软膏，而引起呕吐、红斑、惊厥、肾脏损害等;有些婴幼儿,因大便干燥肛裂而涂苯佐卡因软膏，原想起到润滑止痛作用，岂知药物通过直肠吸收后，造成了高铁血红蛋白症。

类似上述情况，在日常生活中常有发生。因此，家长在给小孩用外用药物时，也不能疏忽大意。要听医生和药师的话,并要仔细读明白说明书,外用药使用不当也有危险。

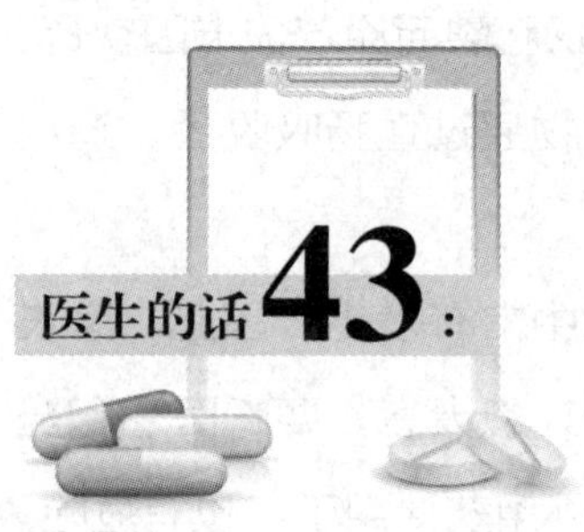

不要给孩子长期大量吃鱼肝油

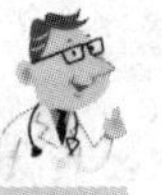

鱼肝油含有维生素A和维生素D，它不仅是人体生长发育所需要的物质，而且也是防止夜盲症、干燥性眼病、佝偻病及软骨症的良药。有些年轻的父母，把它当作营养滋补品，给小孩长期大量服用，认为吃多些没关系。其实，鱼肝油也像其他营养品一样，有利也有弊。

别让补药成毒药

长期大量服用鱼肝油，容易造成维生素A和维生素D中毒，特别是浓鱼肝油。在防治佝偻病时，人们常以维生素D的含量来计算用量，而忽视了维生素A的含量，而维生素A在鱼肝油中的含量，却是维生素D的10倍，结果造成维生素 A 中毒。

维生素 A 中毒，在 6 个月至 3 岁的儿童中发生率最高。儿童 1 次服用维生素 A 的用量，超过 30 万单位可引起急性中毒，每天服用维生素 A5 万 ~10 万单位，或长期使用数周或数月，都可以引起慢性中毒。根据中毒程度的不同，表现为疲劳乏力、低热、多汗、食欲不振、皮肤干燥、皮疹、皮肤瘙痒、脱皮、毛发干枯、恶心、呕吐、腹泻、嗜睡等。

维生素 D 中毒剂量的个体差异很大，特别是对维生素 D 敏感的小儿，甚至每天服 4000 单位，持续 1~3 个月也会中毒，表现为食欲不振、哭闹、烦躁、低热多汗、精神不振、恶心呕吐、腹泻或便秘，重症可出现惊厥、血压升高、肾功能减退，严重的可致内脏器官钙化、肌张力低下、运动失调。严重影响小儿的身体发育和健康。

如果发现鱼肝油中毒，应立即停用鱼肝油。急性中毒可于停药 1.5~2 天内迅速消失而康复，慢性中毒症状也于 1~2 周后逐渐消失。但完全恢复正常，则需要半年时间。因此，能正常进食的孩子，不宜长期大量吃鱼肝油，如需治疗佝偻病，宜在医生、药师的指导下，用单纯维生素 D 制剂。

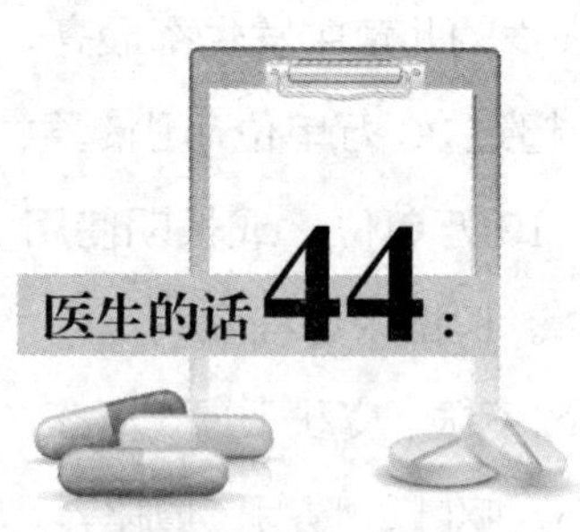

小儿不宜使用感冒通

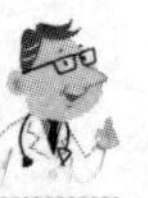

感冒通片是由双氯芬酸、人工牛黄和氯苯那敏组成的复方制剂。它对治疗疼痛及各种原因引起的发热，有较好的疗效。但近年来，有关本品不良反应的报告日渐增多，其中之一就是引起小儿血尿。国内已报道了100多例，其中有1例儿童因误服本品14片而致死。

引起血尿的儿童以4~12岁居多。出现血尿时的总服药量为0.5~12片。临床表现一般出现在首次服药后4天内或末次服药3~12小时内，出现尿频、尿急、尿痛、尿短、水肿、高血压和肾区叩痛等急性肾炎和尿路感染症状。实验室检查尿常规，可见红细胞、尿蛋白。肉眼所见血尿出现的早晚与一定时间内服药量有关，血尿维持时间也与服药总量有关：服药量小、血尿出现早，则停药后血尿消失也快；服药量越多、血尿出现时间越晚，则停药后血尿消失时间也越长。

那么，血尿是怎样引起的呢？因为双氯芬酸主要经肾脏排泄，可抑制前列腺素合成与释放，从而使肾血管强烈收缩（痉挛），造成不同程度的肾损害，如肾小球病变和肾乳头坏死。由于儿童处于生长发育阶段，肾功能发育不成熟，对双氯芬酸的毒性作用就更加敏感，所以儿童便更容易发生血尿。如果发现出现血尿后，立即停用本品后血尿又很快消失，说明双氯芬酸所致的肾脏损害是暂时和可恢复的。

由于感冒通有损害肾脏致血尿这一严重不良反应，因此小儿不宜将本品作为感冒药物应用，以免造成伤害。

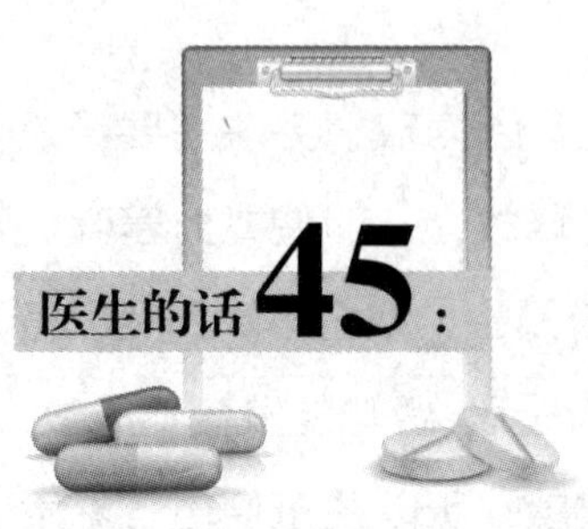

打完预防针后有的小孩会有发热症状

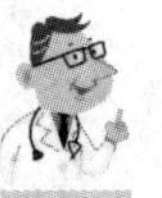

孩子自出生后要打的预防针有十几种。有的家长发现，孩子打完疫苗以后出现了发热的情况，非常慌张，担心是不是用了不合格的疫苗。

严格说，疫苗本身可能引起发热的只有白百破一种。麻疹疫苗虽可引起发热，但要在接种1周后才可出现，时间间隔太久，究竟是否是由疫苗造成并不容易评估，而其他疫苗，从理论上来看，发热反应应该是较少的。**如果预防接种后的发热真的与疫苗有关的话，最可能的解释就是身体免疫系统对疫苗这一“抗原”产生免疫反应的结果**。

疫苗是将病原体中具有“抗原”性质的部分提炼出来，减毒，再注入人体，这样可以刺激体内免疫系统对它产生免疫反应，制造出对抗该种病原体的“抗体”，当下次真正的病原体侵犯时，此抗体就可以保护身体而不致发病。由于疫苗中的抗原都是毒性被减低了的，所以造成的感染症状极为轻微，很快就过去了。

发热是免疫系统对抗外来侵犯者的一种反应。预防接种既然是引入外来的“抗原”，那么身体对它有发热反应也就不足为奇了。所以，接种后发热是一种很自然的反应，几天后体温会自己退下来。

当体温在38.5℃以下首先应给予多饮温水，同时可采用物理降温的方法。可在大血管的部位进行冰敷，如颈部两侧和腹股沟的部位以及腋下。另外，可用50度左右的白酒加在温水里面混匀后擦拭，如果用冷水会导致皮肤血管收缩反而效果不好，最好是擦大血管分布的部位，四肢头部都是可以擦的。反复擦拭，直到温度下降至正常。

需要注意的是，**如果体温不降甚至继续上升超过38.5℃就应该尽早送医院让医生采用药物治疗了，以免体温继续上升高热抽搐**。

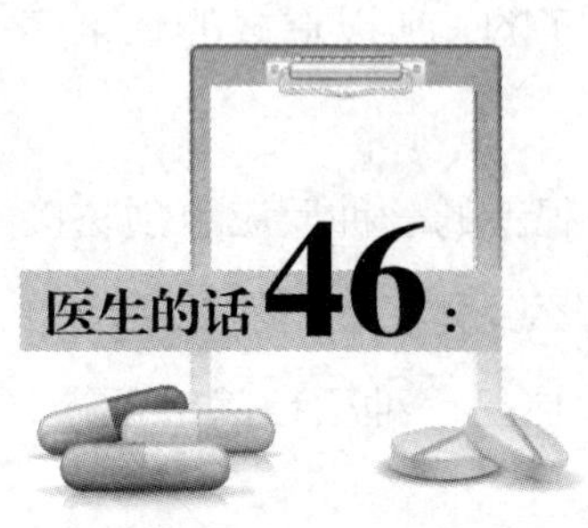

良好的卫生习惯帮助孩子远离肠虫病

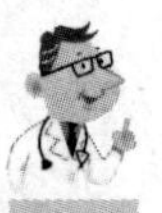

从肠道寄生虫的特点来看，虫卵大都附着于污染的手或蔬菜表面。儿童肠道寄生虫病较成人多见，主要在农村流行，感染率可达50%~80%，其感染途径主要是通过手、口传播，一般来讲，蔬菜瓜果等经口感染较普遍。

一般成虫寿命在1~2年以内，成虫衰老死亡之后随粪便排出，只要孩子不再食入虫卵，肠道内寄生虫可逐渐消亡。虫卵从口进入到成虫需要一定时间，孩子年龄也逐渐生长，故2岁以下儿童感染肠虫症状不明显，一般不需要服用驱虫药。

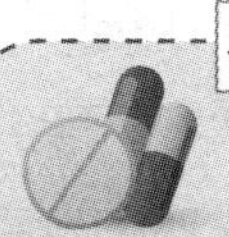

知识加油站

2 岁以下儿童的驱虫药物治疗

2 岁以下儿童一旦感染肠虫病症状较为严重时，可酌情使用药物，但应注意以下几点：①明确诊断，再行用药，对虫对症治疗；②住院观察治疗；③严格按各药的用法在医生或药师指导下使用，一般空腹使用，多喝水，食用食物应便于排泄；④搞好预防工作，巩固疗效。

在日常生活中，良好的卫生习惯是帮助孩子远离肠虫病的最好方法。

1. 饭前、便后要洗手。告诉孩子细菌无处不在，无时不在，所以防止病从口入就要饭前洗手，便后由于手上很容易粘有细菌，所以也要洗手。

2. 不要养成将手放到口里的习惯。

3. 勤剪指甲。指甲有时候是细菌的最好藏身之处。

4. 勤换洗床上用品和内裤。

5. 保持家庭环境清洁。

最重要的是，让孩子明白，很多疾病是周围的细菌及“脏东西”比如看不见的虫卵附着在手上，通过口、呼吸道进入人体内部引起的。所以要保持良好的卫生习惯，比如勤洗手才能够减少疾病的发生。

而目前肠虫病的治疗主要还是以药物治疗为主，驱虫药使用后，部分从肠道吸收入人体血液及器官中，经肝脏分解代谢，经肾脏排泄出体外。大多数驱虫药对儿童的肝脏易造成损害，引起转氨酶升高和厌食症等，同时加重肾脏负担并易造成伤害，特别是2岁以下幼儿肝肾还在发育之中，因此驱虫药多标明婴儿禁服或慎服字样。由此看来，对于儿童来讲，养成良好的卫生习惯很重要。

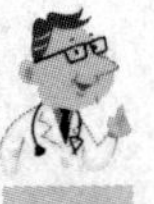

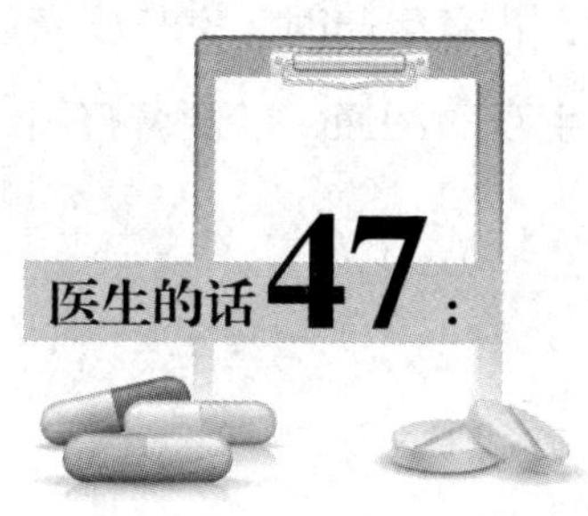

对抗儿童癫痫是场“持久战”

儿童患上了癫痫病是一件很“煎熬”的事情，不仅伤害了孩子的身体，也给整个家庭带来了痛苦和烦恼。如果早期诊断、合理治疗、规范用药、定期复诊，疗效就会大大提高。但癫痫的治疗是一个长期的过程，由于孩子的依从性较差，作为家长，就需要做好孩子药物治疗的监督和护理。

通常医生会根据癫痫儿童的发作类型及综合征类型选药，并根据年龄、体重及药物的特性来确定用法用量。家长应严格遵从医嘱，帮助孩子长期规律用药，且不可主观臆断，因症状控制或缓和而随意减药，更不能突然停药，骤然停药会导致体内血药浓度下降发生反跳，引起癫痫严重发作，甚至发生癫痫持续状态。

同时，由于儿童各组织器官处于生长发育阶段，药物的毒副作用的影响比较大。因此，儿童用药时，家长要密切关注用药后的不适反应，与医生及时沟通，以便调整用药的种类和剂量。

提高抗癫痫用药顺应性的“秘诀”

为更好地提高癫痫儿童用药的顺应性，医生通常会在制定用药方案和向家长进行用药交代时注意以下几点：

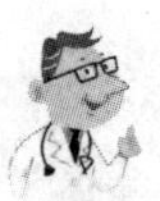

用药次数越少越容易坚持。抗癫痫药物有多种，有广谱的，治疗全面性的，或局限性的；有一日 2 次给药，也有一日 3 次给药的，对于学龄期或学前上幼儿园的孩子来说，用一日 2 次比一日 3 次的好接受，也容易坚持。

合理安排给药时间。合理的给药间隔：一日 2 次给药，尽量做到每 12 小时服一次药，如孩子要上学，可以早上 7 点和晚上 7 点给药，这样才能保证药物的有效血浓度，停止或减少发作；若是一日一次给药，可在晚上睡前服，这样可以避免第二天孩子在上课时出现的嗜睡情况。

选择容易接受的药物剂型。药物的剂型有糖浆、缓释片等，如用糖浆，最好用注射器（去掉针头）抽药，给孩子打到嘴里，这样比用量杯更准确些；缓释片若用半片，请从中间压痕处掰开；如果从其他处掰开，就起不到缓释片的作用了。

在家长监护下用药。正在用药的孩子，最好由家长监护。实践证明，住在学校的孩子，往往漏服和不规则服药的机会多些。

总之，家长要随时观察孩子的发作情况，并在医生的指导下，帮助孩子合理用药，掌握好抗癫痫药物的给药间隔，帮助孩子战胜癫痫。

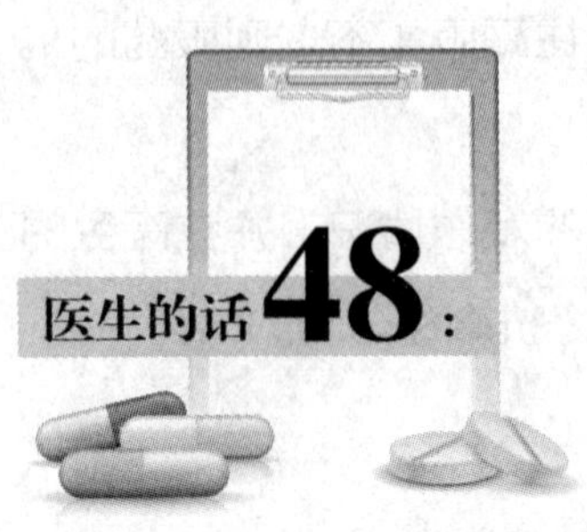

医生的话48：可别轻易使用免疫增强剂

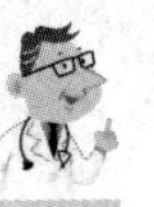

随着人民生活水平的提高，人们的防病意识也日益增强，并希望通过使用药物来增强自身的抗病能力。近年来发现，越来越多原因不明的儿科病，其实都是免疫功能紊乱所致。

大家应该知道，健康的机体本身就存在抵抗疾病的能力——免疫功能，规律的生活、平衡的饮食、充分的休息及适时适度的体育锻炼，就能使身体保持良好的健康状况。所以，调动自身的免疫功能，才是防病的根本。如果随意使用免疫增强剂来增强免疫力，可能会打破免疫系统的平衡状态。一旦自身免疫系统的平衡状态被打破之后，免疫系统应答过强，可能会对自身的抗原发生应答，即产生自身免疫疾病。如花粉过敏、哮喘等过敏性疾病，都是由于自身免疫应答过强造成的。

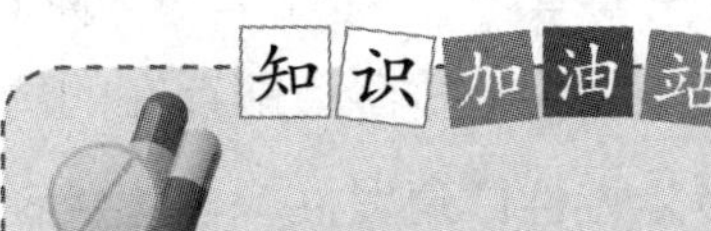

常用免疫增强剂

免疫增强剂的品种繁多，主要包括细胞因子、生物制品（免疫球蛋白，转移因子，免疫核糖核酸）、植物类药物（多糖、皂苷及其他植物成分等）、化学制剂（左旋咪唑、匹多莫德等）、微量营养素（维生素 A、B_1、D，微量元素铁、锌、硒）等。

孩子反复闹病，不一定就是免疫功能低下

免疫增强剂不是万能药，反复呼吸道感染时，不少医师或家长喜欢使用免疫增强剂 1~2 种以上，其实目前多数免疫增强剂的用药指征都未经过循证医学证实，未被列入规范化治疗方案。

而且多数患儿并不是原发性免疫缺陷病，而是继发性免疫缺陷病，如营养不良及维生素 A、微量元素锌、铁缺乏等，一旦纠正，1 个月内就可恢复正常。这种暂时性免疫功能低下，不能单纯依靠免疫增强剂。原发性免疫缺陷病大多数是遗传性疾病（基因缺陷），一般的免疫增强剂无效。

因此，首先我们应明确孩子是否存在免疫功能缺陷和

低下。婴幼儿一年发生 6 次上呼吸道感染是常见的现象，不一定是免疫功能低下，随着年龄增长，感染会逐渐减少。即使确实有反复呼吸道感染征象，也应排除可能存在的局部和其他因素。一般而言，发生慢性或复发性扁桃体炎者不存在免疫功能低下（中性粒细胞数量和功能低下是一个例外，但此病化脓性病灶不局限于扁桃体，常蔓延至口腔和牙龈）。咳嗽变异性哮喘、鼻炎常被误认为反复呼吸道感染，此时的免疫功能状态不是免疫功能低下，而是过敏体质，此时应该使用具有抑制免疫功能的糖皮质激素。对于孩子反复闹病，必要时应进行免疫功能检查，以明确是否确实有免疫功能低下或缺陷。免疫功能正常者，没有必要使用免疫增强剂。

都是丙种球蛋白“惹的祸”

在感染科的诊室，一位女士懊悔不已：“我真的想不到当年的一针竟然让女儿患上这个病的，如果是这样，即使免费我也不会让她打的……”原来，13 年前她的女儿在出生后不久就频繁地患上呼吸道疾病，于是，不懂丙种球蛋白为何物的夫妻俩为了女儿的健康，就在当地的基层医院为女儿注射了丙种球蛋白。但怎么也没有料到，女儿在学校最近的一次身体检查中被发现转氨酶不明原因地升高，结果，这次在该院查出她竟然患了丙型肝炎。

家长给孩子注射丙种球蛋白以增强抵抗力很大程度上是源于一种保护心理，希望孩子在注射以后能减少生病的次数，减轻疾病疼痛，尽量让孩子在少疾病挫折的环境里健康成长。然而，刻意去避免一些对小孩子来说是“有益”的疾病并非是一件好事。

丙种球蛋白是由健康人血浆，经低温乙醇法分离提取并经病毒灭活处理的免疫球蛋白制品。现今，临床上使用丙种球蛋白非常严格，不会随意应用于免疫，仅用于某些疾病的治疗。例如：治疗免疫缺陷病，如先天性丙种球蛋白缺乏症、易变型免疫缺陷症、免疫球蛋白合成异常的细胞缺陷症；治疗大面积烧伤、严重创伤感染，以及败血症或内毒素血症。

毕竟丙种球蛋白是血制品，一旦制造的血源受污染，患者注射后感染传染病的概率极大，特别是丙型肝炎。其他免疫增强剂，如注射胸腺素制剂、转移因子制剂可致发热和过敏反应；干扰素可引起发热、流感样症状、肝肾功能异常、白细胞减少及过敏反应等。

正常人由于滥用免疫增强剂而导致药物不良反应是得不偿失的。因此，仅在有足够证据证明有免疫功能低下的人群方可酌情应用免疫增强剂，正常身体条件下的人，没有必要用药物来增强免疫力。

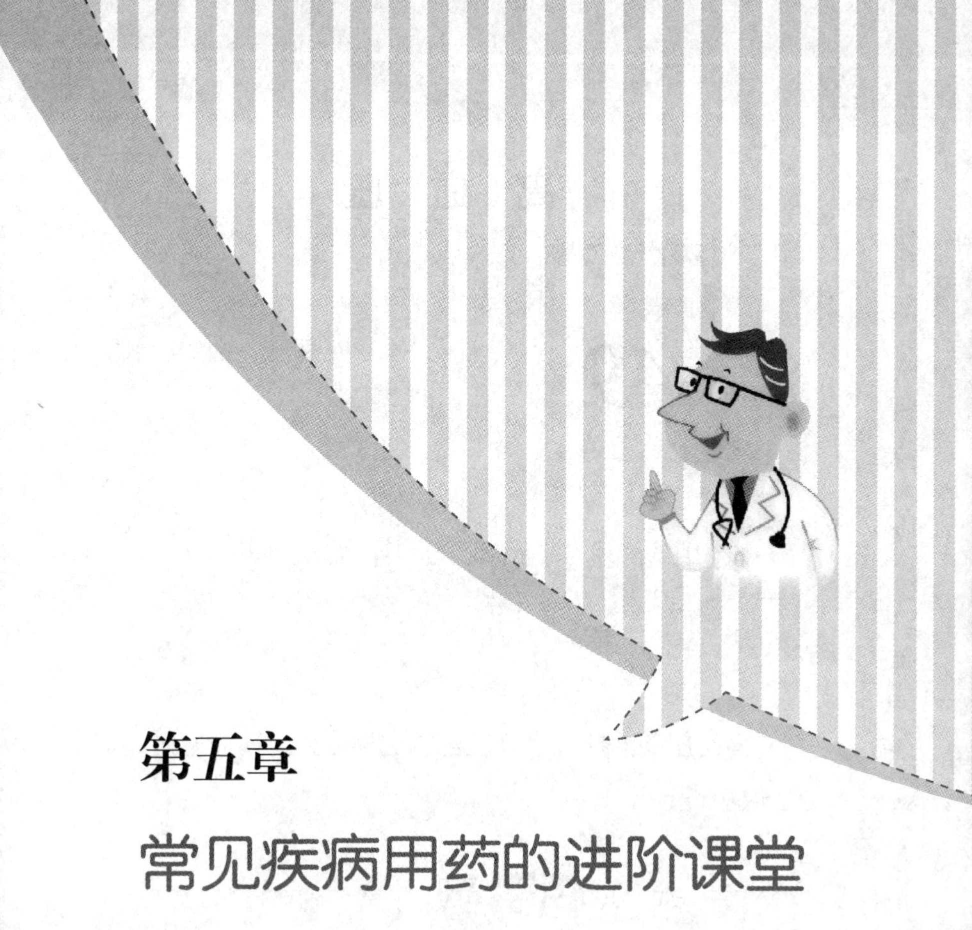

第五章

常见疾病用药的进阶课堂

高 血 压

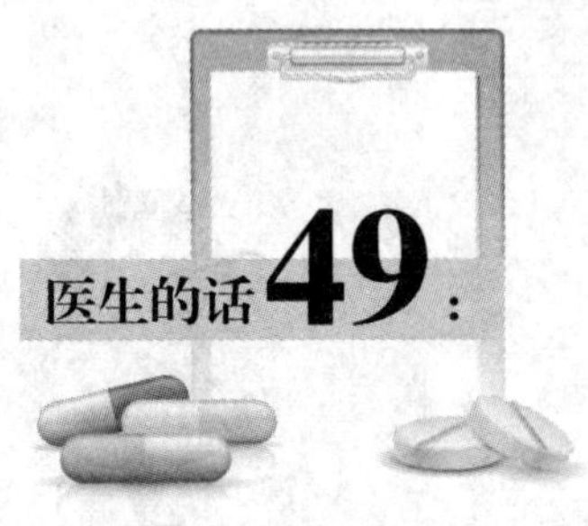

应用降压药的那些基本原则

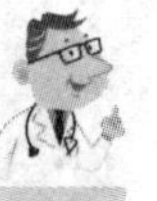

高血压的治疗除了降压药的选择以外，还应遵循以下几项基本原则：

知识加油站

常用降压药分几类?

目前常用降压药物可归纳为五大类，即利尿剂、β受体阻滞剂、钙通道阻滞剂、血管紧张素转换酶抑制剂和血管紧张素Ⅱ受体阻滞剂，以及由上述药物组成的固定配比复方制剂。这些药物均可作为降压治疗的初始用药或长期维持用药，单药或联合治疗。

原则一　急症急治、慢症缓治。高血压危象、高血压脑病时选用强效及速效药物以期在短期内达到有效剂量、控制病情缓解症状，可采用注射给药的方法，病情好转后改为口服制剂；无并发症的缓进型高血压可用口服药物逐渐加量，达满意疗效后改维持量。

原则二 小剂量。初始治疗时通常应采用较小的有效治疗剂量，并根据需要，逐步增加剂量，直至达到最小的剂量维持理想的降压效果。

原则三 长期用药。除轻型高血压、临界高血压、阵发性高血压（嗜铬细胞瘤所致）或其他继发性高血压去除病因治疗外，一般有药物治疗指征者均应终身治疗，终身治疗有利于减少并发症和降低死亡率。血压稳定时用缓和、持久、副作用小的药物维持。

原则四 联合用药。临床上常联合应用几种降压药物治疗，其优点是：药物的协同作用可提高疗效；几种药物共同发挥作用，可减少各药的单剂量；减少每种药物的副作用，或使一些副作用互相抵消；使血压下降较为平稳。最常用的联合是利尿剂和其他降压药合用，利尿剂既可增强多种降压药疗效，又可减轻引起水肿的副作用。

原则五 个体化。根据患者病因、年龄、体质、对药物的敏感性、有无其他并发症、长期承受能力，以求进行高效安全治疗，选择适合患者的降压药物。降压药必须长期应用，而每个人的维持有效剂量可能相差很大，疗程也因人而异，应用降压药必须坚持个体化治疗的原则。

原则六 尽量应用长效制剂。一般来讲高血压的人，血压在一天当中有两个高峰，医学上叫双峰状改变，就是清晨到上午血压高、下午 3~4 点钟到晚上血压高，尤其早晨醒来的时候血压最容易升高，这是一般规律，每个人由于个体差异和环境影响，可能在一天当中，血压出现高峰的时间并不一样。尽可能使用一天一次给药而有持续 24 小时降压作用的长效药物，以有效控制夜间血压与晨峰血压，更有效预防心脑血管并发症发生。

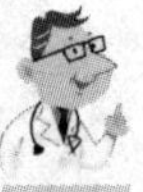

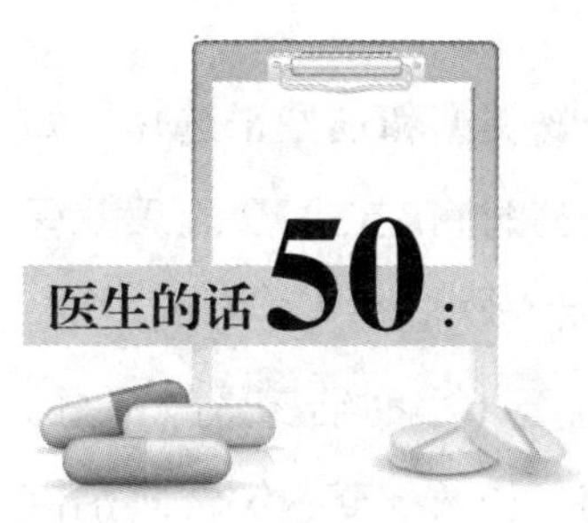

血压高峰出现前半小时至1小时是降压药最佳服药时间

医学研究表明，人的血压波动是有一定规律的，在正常情况下，血压在昼夜24小时内呈周期节律性变化。清晨，一觉醒来，血压呈现持续上升趋势，上午9~11时达到高峰，然后逐渐下降，到下午3~6时再次升高，随着夜幕降临，血压再次降低，入睡后呈持续下降趋势，午夜后至觉醒前这段时间，血压又有少许波动，但总的趋势是低平的。**这“二高一低”的时间是高血压的危险期**。

由于老年人多患有动脉硬化，使血管弹性减弱，血压自动调节作用减低，所以夜间血压下降更为明显。当血压下降到低于自动调节能力的下限时，血流缓慢，脑部血流量明显减少，严重时可发生脑梗死。传统降压药的服用法一般为一日3次，或临睡前服用。应该说，这种服法是不够合理的，不仅不能理想地控制血压，甚至增加了诱发脑梗死的危险性。

合理的服药时间是应根据药物类型和剂型来选择。如短效降压药每日 3 次，第一次服药时间应在清晨醒后就马上服，不等到早餐后或更晚，最后一次应在下午 6 时之前。也就是在血压高峰出现前半小时至 1 小时给药效果最好。不可在睡前或更晚时服用降压药，长效控释、缓释制剂每日只服用一次，应清晨醒后即服用。经研究发现，这种服用方法对防止上午血压升高有重要的意义，既能使白天的血压得到良好的控制，又不使夜间的血压过度下降。起到稳定 24 小时血压的目的。同时，实践已证实这样服药比均衡给药的脑中风发生率低 50%~70%。

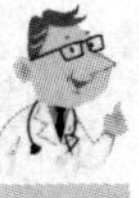

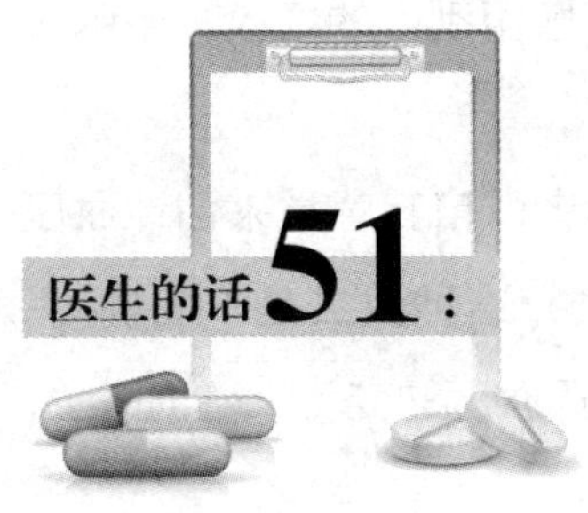

高血压患者在家里用药的错误做法要戒除

根据最新的统计，和15年前相比，我国的老年高血压患者增加了7000多万，已达到1.6亿。特别是最近几年，我国每年新增高血压患者约300多万。目前，国人对高血压病的知晓率、治疗率和控制率仍远远低于世界平均水平，仅有三成居民知道，而高血压的治疗率和控制率仅为24.7%和6.1%。这个结果说明，我国的高血压患者对其认识不够，用药上也存在问题。实际上，除高血压危象等严重高血压病外，大多数高血压患者不是在住院治疗，而是采取家里治疗。这种方法虽然方便，但实际治疗过程中常会出现这样或那样的用药错误，主要表现在以下几个方面。

情景一 自行乱用药。降压药有许多种，作用也不完全一样。高血压患者的药物治疗应在医生指导下进行，应按病情轻重和个体差异，分级治疗，遵循个体化治疗的原则。每个人用药要因人而异。绝不可搬用别人的经验，用别人的药方服药。

情景二　估计血压。有些患者以自我感觉来估计血压的高低。血压高了就服用降压药，这种做法是不正确的。正确的做法是定期测量血压，依据血压的变化，咨询医生，选择适当的药物及服药方法。

情景三　不论年龄。一些老年人一味追求血压达到正常水平，目标值同年轻人一样。60 岁以上的老年人，均有不同程度的动脉硬化，为此偏高些的血压，有利于心、脑、肾等脏器的血液供应。如果不顾年龄及患者的具体情况，而一味要求降压到“正常”水平，势必影响上述脏器的功能，反而得不偿失。正确的做法是根据患者的年龄、脏器的功能情况，将血压降到适当的水平，特别是老年人，不可过度降低血压。

知识加油站

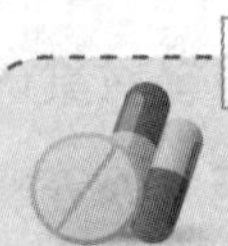

血压多少是降压达标？

降压治疗要使血压达标，一般高血压患者，应将血压（收缩压/舒张压）降至 140/90mmHg 以下；65 岁及以上的老年人的收缩压应控制在 150mmHg 以下，如能耐受还可进一步降低；伴有肾脏疾病、糖尿病，或病情稳定的冠心病或脑血管病的高血压患者治疗更宜个体化，一般可以将血压降至 130/80mmHg 以下。

情景四 血压一降就停药。患者应用降血压药物治疗后，血压降至正常，就立即自行停药，结果没停多久，血压又升高了，还要再使用药物降压。这样不但达不到治疗效果，而且由于血压较大幅度的波动，将会引起心、脑、肾发生严重的并发症，如脑出血。正确的方法是服药后出现血压下降，可采用维持量，继续服药；或者在医生的指导下将药物进行调整，而不应断然停药。

情景五 不规范用药。常见的有：①没有按规定的方法用药。高血压用药绝大部分采取口服方法，而且规定了用药次数和用药时间，一般不能改变用药方法。②服用药物太多。“是药就有三分毒”，任何药，能治病，也能致病，关键看你怎样使用。服药剂量不能不足，却也不能过量。

情景六 降压过快过低。血压很高或多年高血压的患者，血压降得过快或过低会使患者感到不舒服，同时对脑血管和心血管都很不利，甚至发生血栓等问题。因此，高血压患者在积极治疗的过程中，降压必须平稳，不宜过快。

情景七 单纯依赖降压药。只靠药物降压，不做综合性的治疗。高血压的病因多属诸多因素造成的，因此，治疗也需要采取综合性的措施，否则就不可能取得理想的治疗效果。正确的做法是：除服用适当的药物外，还要注意劳逸结合，饮食宜少盐，适当参加文体活动，避免情绪激动，保证充足睡眠，肥胖者应减轻体重等。

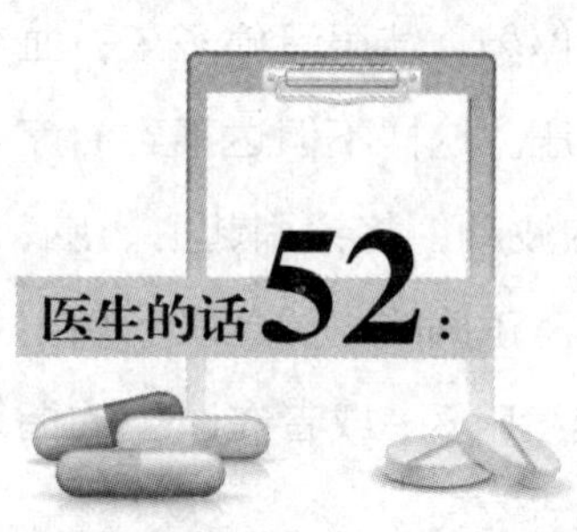

降压药与小剂量阿司匹林长期联用值得推荐

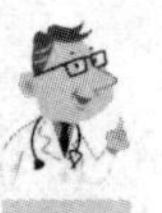

阿司匹林应用于临床已逾百年，但其抑制血小板聚集的特性直至 20 世纪 60 年代后期才逐渐为人们所认识。阿司匹林的抗血小板作用在心血管疾病预防中具有重要意义。

循证医学带来的用药革新

由于阿司匹林和高血压都有可能导致脑出血的危险增加，因此，一直以来高血压被认为是阿司匹林应用的禁忌证。但是，近年来循证医学已经为阿司匹林在高血压患者中的应用提供了充足的证据。

在抗高血压治疗中联合应用小剂量阿司匹林可使主要的心血管事件减少，心肌梗死发生危险降低，而脑出血的发生率并未增加。阿司匹林对于血压控制良好的患者有益，高危患者应用阿司匹林获益更多。目前，阿司匹林已在众多高血压指南中被重点推荐。1999 年中国高血压防治指南指出，如果血压已得到严格的控制或者患者是冠心病高危的高血压患者，且没有胃肠道和其他部位出血危险，可推荐较小剂量的阿司匹林治疗。

尽管目前阿司匹林的最佳有效剂量尚不能确定，但一、二级预防试验显示，每日 75mg 或 100mg 及隔日 325mg 均有效果。每日 75mg 和更高剂量如 100~325mg 效果相当，更小剂量的效果则不确定。糖衣或缓释剂型并未显著减少胃肠道副作用。

综上所述，高血压患者中应用阿司匹林应遵循的原则是，对于血压控制良好的高血压患者，尤其是伴有靶器官损害、糖尿病或 10 年心血管疾病危险大于 20% 者，若无阿司匹林禁忌证，应考虑每日应用阿司匹林 75mg，同时应注意胃肠道和脑出血的风险。

糖 尿 病

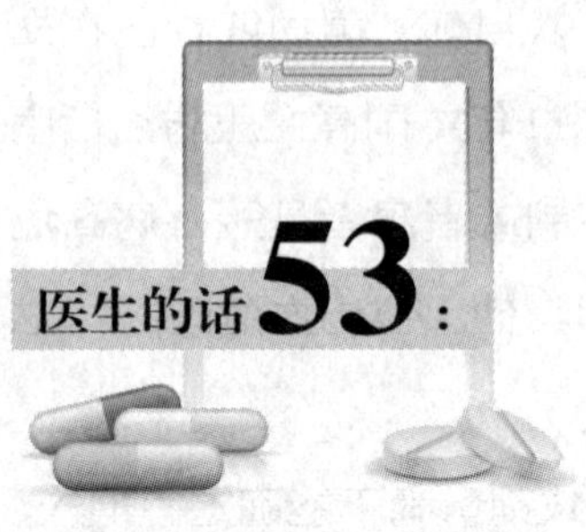

服用降糖药，时机很重要

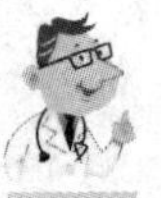

降糖药的降糖效果，除与药物本身的作用有关外，还与服药的时间有密切的关系。不少患者都有吃药不按时的问题，该在饭前 30 分钟服用的，如果一时疏忽大意，就可能过早或过晚吃。相信有不少糖尿病患者在遇到这样的事情时都会觉得，这些药早吃或晚吃三五分钟问题应该不大。但您可知道，对糖尿病患者来说，有些口服降糖药，差 5 分钟服用都不行!

这是因为，降糖药有严格的“时间表”。举两个例子，如应该在饭前 20 分钟服用的瑞格列奈，饭前半小时服就可能引起低血糖；而应该在吃第一口饭时嚼服的阿卡波糖类药物，如果在餐后或饭前服用，疗效就会大打折扣。

因此，**口服降糖药要“分秒必争”**。当然，不同类型的降糖药，其服用的时间要求也不尽相同，现在我就在这里分类说明一下。

清晨空腹服：胰岛素增敏剂，如罗格列酮、吡格列酮等，能增加组织细胞受体对胰岛素的敏感性，有效利用自身分泌的胰岛素，让葡萄糖尽快地被细胞利用，使血糖下降。其降糖作用可以维持 24 小时，每日仅需服药一次。

这类药物在空腹情况下，口服后 30 分钟开始起效，2 小时后可达到血药峰浓度。而进食将会使得血药峰浓度时间推迟到 3~4 小时，因此这类药一般适宜在清晨空腹时服用。

餐前半小时服：餐前半小时服药的目的是，将降糖药刺激胰岛 B 细胞分泌胰岛素的时间，与餐后血糖升高的时间同步，使降糖药发挥最大效果。

需要餐前服用的中短效降糖药有：格列喹酮（糖适平）、格列吡嗪（美吡达、迪沙片）、格列本脲（优降糖）、消渴丸等。长效的格列美脲、格列吡嗪控释片（瑞易宁）可随意服用。

有的药品说明书中说格列本脲可饭后服，这是错误的，经临床研究观察，格列本脲饭前服 1 片等于饭后服 3 片的效果。

餐前 5~20 分钟服：非磺脲类胰岛素促泌剂，包括瑞格列奈片（诺和龙）等，其作用前提是必须有葡萄糖的存在，所以仅在进餐时起效，才能刺激胰岛 B 细胞分泌。

同样是胰岛素促泌剂，但由于此类药物比格列本脲等磺脲类药物起效快，因此应在进餐前 5~20 分钟口服为好。如果不按时服用，可能会引起低血糖。

与第一口饭同服：需与第一口饭同服并且嚼服的药物——α 葡萄糖苷酶抑制剂，如阿卡波糖片（拜唐苹）、伏格列波糖片（倍欣）等，能延迟和减少小肠内碳水化合物分解为葡萄糖，主要用于降低餐后高血糖。

此药与第一口饭同时嚼服效果最佳，且膳食中必须含有一定的碳水化合物（如大米、面粉等）时才能发挥效果。如果在餐后或餐前服用，则会起不到降糖效果。

进餐之后服：进餐之后服药主要是为减轻药物对胃肠的刺激。凡是不受进食影响疗效的药物均可饭后服，如胰岛素增敏药马来酸罗格列酮片（文迪雅）、盐酸吡格列酮片（艾汀、瑞彤）和双胍类药等。

由于二甲双胍口服之后能够刺激胃黏膜，引起胃部不适，引起恶心、呕吐、腹胀等症状，因此在餐中或餐后服可减轻副作用。

睡前服：睡前服降糖药的目的是控制夜间高血糖。晚 9 时测一次血糖，若大于 10 毫摩尔 / 升，则需服用格列吡嗪片（美吡达）、格列喹酮片（糖适平）、格列吡嗪（迪沙片）一次或用中效胰岛素 4~6 单位。

总之，什么时候服药对于糖尿病患者来说，并不是随心所欲的。另外，由于糖尿病需要个体化治疗，每位糖尿病患者的处方可能不尽相同，因此服药时间也应因人而异。**相信只要您掌握好了口服降糖药的“时间表”，定能更好地控制血糖，并减少低血糖的发生**。

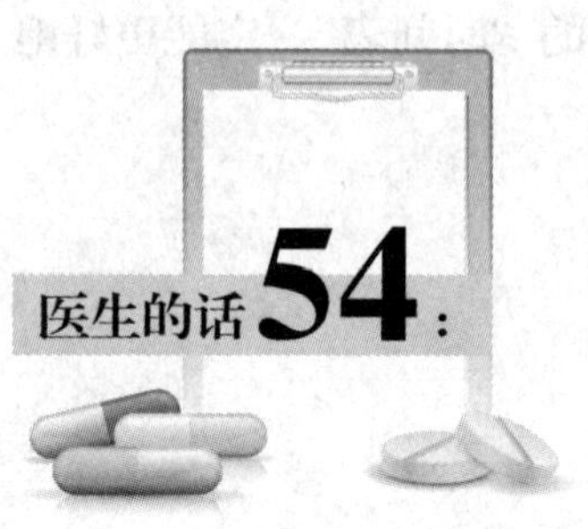

短效、中效、长效胰岛素要分清

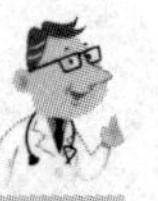

短效胰岛素（中性人短效胰岛素）也就是我们常用的普通胰岛素，结构与天然的人胰岛素相同，它是透明、酸性的液体。吸收迅速，皮下注射后半小时开始起作用，作用最强时间为1~3小时，**维持8小时**。若静脉注射会即刻起作用，所以，一般在糖尿病急性代谢紊乱时应用静脉滴注短效胰岛素。

还有一种胰岛素类似物——门冬胰岛素（诺和锐）也是快速作用，皮下注射后10~20分钟就开始起效，作用持续3~5小时，只需要在进餐前马上注射即可，不需要提前很久使用，且餐后注射也能有效控制餐后血糖，简化了糖尿病的治疗。

如果将普通胰岛素和碱性蛋白结合并加入锌元素，就形成了中长效的胰岛素。

中效胰岛素即低精蛋白锌胰岛素，它是一种白色混悬的液体，这种胰岛素只能用于皮下注射。该药皮下注射后2~4 小时开始起作用，8~12 小时作用最强，作用可**维持18~24 小时**，适用于轻中度糖尿病。对于重度患者可与普通胰岛素合用，作用快且时间长。

长效胰岛素即精蛋白锌胰岛素，它也是一种白色的混悬液，和中性胰岛素一样，只能供皮下注射。该药皮下注射后 3~4 小时开始起作用，14~20 小时作用最强，可**维持24~30 小时**。

将短效和中效胰岛素按不同比例混合就得到**预混型胰岛素**。作用快且维持时间长，可根据不同的病情选择不同的剂量。例如诺和灵 30R，皮下注射半小时开始起作用，2~8 小时作用最强，作用可维持 24 小时。

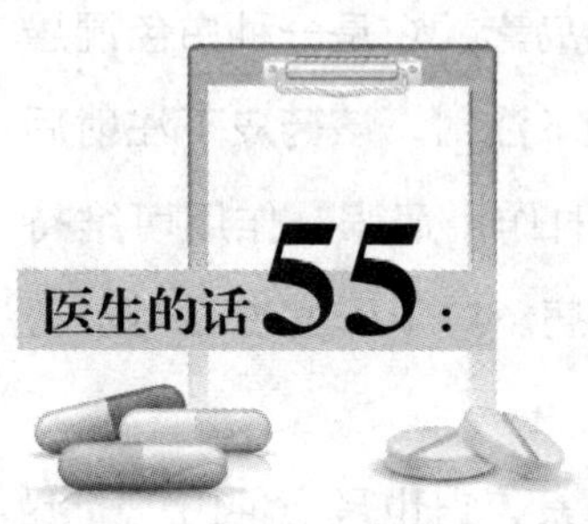

胰岛素的使用从正确保存开始

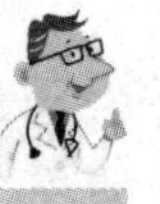

胰岛素是一种蛋白质，相比于我们日常会接触到的大部分药物，要“娇贵”很多，对于保存条件有较高的要求。但只要恰当的储存，在有效期限前都可以维持药效。一般出厂后有效期为 1~2 年。

“苛刻”的保存要求

它很怕热 胰岛素在高温环境下容易分解失效，对于那些不马上使用的胰岛素（没有开封的瓶装胰岛素和胰岛素笔芯）应该保存在 2~8℃之间（冰箱的冷藏室中），直到有效期前，胰岛素都会保持其有效的生物效应。

知识加油站

常温保存有效期

分清胰岛素是瓶装的胰岛素，还是笔的笔芯。由于胰岛素在体温下发挥作用，因此在短期内空调室温下（大约 25℃）它并不会变质，瓶装的胰岛素可以安全存放 6 周左右，胰岛素笔芯可以保存约 4 周。

它又怕冷　温度太低也会使胰岛素失效，因为胰岛素是一种小分子的蛋白质，经冷冻后，蛋白质将被破坏。所以胰岛素不能结冰，冷冻结冰的胰岛素不能再解冻使用。有人希望把它保存更长时间，因而放到冷冻室内冻存，希望像鸡鸭鱼肉等蛋白质一样，将来要用时再解冻。这种做法是错误的。因为胰岛素冷冻后，原来透明的液体会产生晶体或微粒，不能解冻，原来是混浊的会形成较大的颗粒或块状物。这些解冻后仍残留的颗粒，会影响胰岛素的吸收及剂量的准确性，因而即使解冻也不能再用。

它很怕晒　胰岛素需要避光保存，不能直接暴露在阳光下。直射的阳光会使胰岛素慢慢变质，变成黄褐色，这时胰岛素就不能用了。

它也怕强力震摇　因为胰岛素的分子结构是由两条氨基酸链通过两条二硫键松散地连接在一起的，在剧烈震动的情况下，二硫键会出现断裂，导致药效丧失。预混型胰岛素若是被震摇几个小时或是没有适当保存，可能会形成团块，这时胰岛素就应该丢弃。

胰岛素保存小贴士

用注射器抽吸的瓶装胰岛素，因为瓶口有橡皮塞密闭，抽出胰岛素以后，可以放回到冰箱的冷藏室内，保存约 3 个月。如果是装在胰岛素笔中的笔芯，就不要和胰岛素笔一起放回冷藏室了。原因倒不是怕胰岛素变质，而是因为笔芯上有针头，使瓶内胰岛素与外界相通。当此笔连笔芯进入冷藏室中时，由于温度降低，液体收缩，使空气进入瓶内。当由冷藏室取出时，由于温度上升，使瓶内胰岛素由针尖溢出，因此影响剂量的准确性。一次性的特充笔，使用中也可以冷藏保存，应取下一次性针头再保存。抽入注射器中的胰岛素放置 4 小时后应丢弃。

在乘飞机时不能将胰岛素放在行李中托运。因为即使在夏天，高空中的行李舱的温度也在零下几十摄氏度，会将胰岛素冻坏。所以上飞机时应将胰岛素放在手提袋中，胰岛素虽是液体，但民航局允许胰岛素随身携带。

只要不是在很高温（如海滩地面上），也不是直接在阳光照射下，短期内胰岛素是不会变质的。外出旅游时，放在保温杯或保温袋内，汽车内有空调，使其不受高温影响，则更好。

腹　泻

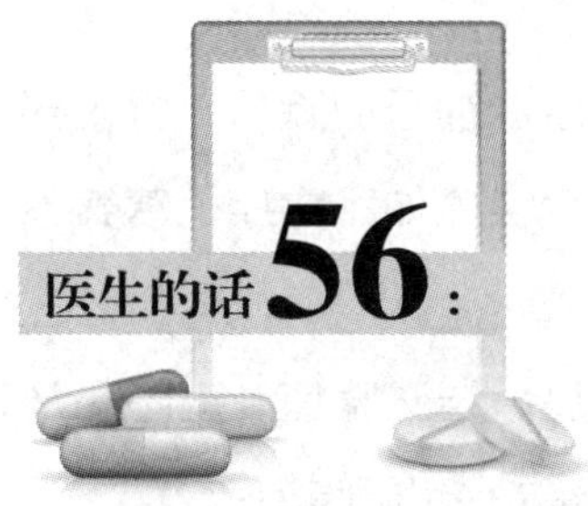

只有细菌感染引起的腹泻才能应用相应抗菌药物治疗

通常人们每日或隔日排成形便一次，少数人习惯于每日排便2~3次，亦属正常。大便稀薄或伴有排便次数增多，医学上称为腹泻。腹泻的范畴广泛，内容错综复杂，引起腹泻的病因也各不相同。然而生活中，许多人一发生腹泻，首先想到的就是用抗菌药物来治疗，如常用的呋喃唑酮（痢特灵）、诺氟沙星（氟哌酸），殊不知乱用抗菌药物带来很多不良后果。

腹泻根据病因可分为以下几类。

肠道炎症所致腹泻。包括感染性疾患和非感染性炎症。

消化、吸收功能障碍所致腹泻。如吸收不良综合征、双糖类不耐受症、肠道菌群失调、胰腺外分泌功能障碍等。

药物所致腹泻。如抗生素使用不当导致菌群失调或二重感染而致腹泻，一些药物引起肠道运动功能异常而致腹泻。

器官功能失调所致腹泻。如迷走神经切除后、胃大部分切除后可引起腹泻，一些全身性疾患如尿毒症、营养不良等可引起腹泻。

肿瘤所致腹泻。如小肠淋巴癌、结肠腺癌、直肠癌及分泌促胃肠激素细胞所形成的肿瘤等常引起腹泻。

以上腹泻中只有是细菌感染所致的，才能应用相应抗菌药物治疗。许多抗菌药物，尤其是口服后可引起不同程度的胃肠道不良反应，如恶心、呕吐、腹泻或食欲下降，甚至影响肝脏、肾脏和造血功能，其中以广谱抗菌药物引起的胃肠道不良反应较为严重。

所以腹泻时，要首先明确病因，可以优先考虑控制症状，比如选用肠道收敛剂，如思密达（蒙脱石散）、鞣酸蛋白等，适当的补水补盐，而不是随便应用抗菌药物。

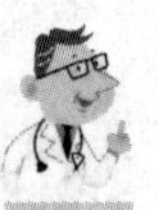

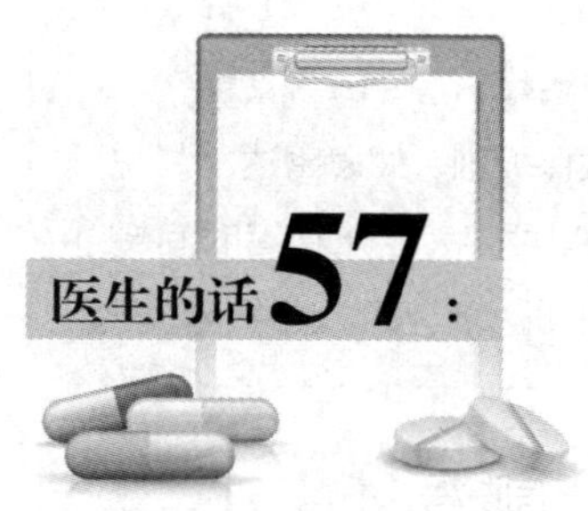

急性腹泻患者用药时的那些误区

常有些患者因为腹泻之后乱用药而引起更严重的疾病，因此了解腹泻常见的用药误区是非常必要的。

滥用止泻药。有些腹泻患者发生腹泻后，就急急忙忙使用止泻药，这种做法有时会适得其反。因为初期的腹泻能将体内的致病菌与它们所产生的毒素排出体外，减少对人体的毒害作用。此时如果使用止泻剂，无疑是闭门留寇，增加对人体的毒害作用。而且普通的急性腹泻并不需要服药治疗，它的症状一般不会超过 48 小时，除非明确是病毒或细菌感染引起的急性腹泻，或者严重腹泻产生并发症。

知识加油站

水样便腹泻的治疗

水样便腹泻应用肠道收敛、黏膜保护剂，如思密达（蒙脱石散）、药用炭片等即可，但要注意用量要足，若水样泻时间超过24小时，再加服口服补液盐，以纠正脱水，不需使用抗菌药物。

滥用抗菌药物。许多腹泻患者一有腹泻，不管三七二十一，就吃上几片磺胺或诺氟沙星等抗菌药物。这种做法是不对的。只有细菌感染所致的，才能应用相应抗菌药物治疗。非感染腹泻如饮食不当、食物过敏（对鱼虾、酒过敏等）、生活规律的改变、外界气候突变等原因引起的，此类腹泻使用抗菌药物治疗是无效的，反而对身体带来不利影响，而应该对症治疗。需引起注意的是，对病毒性腹泻单纯使用抗病毒药并未证实有效。

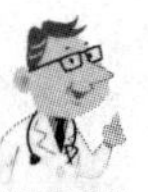

滥用止痛剂。部分腹泻患者喜欢用山莨菪碱、阿托品、颠茄、莨菪片等来止腹痛，其实这种做法不妥。使用止痛剂可能会减轻腹痛，但山莨菪碱、阿托品、颠茄、莨菪片会减少肠蠕动、增加毒物的吸收，对治疗不利，甚至还可加重病情，另外，止痛药可能会掩盖病情，给医生确诊带来困难。尤其是患有青光眼的老年人，可使青光眼进一步恶化。对于轻度腹痛者可用热水袋热敷腹部来缓解腹痛；重度腹痛者可在医生的指导下使用止痛剂。

频繁换药。一些腹泻患者治病心切，用药一两天后不见好转，就急于更换其他药品。其实，任何药物发挥作用都需要有一个时间过程，如果不按规定的疗程用药，当然达不到效果。因此，要按规定的疗程用药，不可随意频繁换药。

过早停药。少数腹泻患者常不问腹泻性质就使用抗菌药物，腹泻重时多服药，腹泻轻时少服药，腹泻一止就停药，这样可能组织深处感染病原不能彻底清除，因而控制病原不彻底，更易造成耐药。应根据病原及病情轻重规范剂量与疗程，霍乱不论轻重均需 3~5 天，细菌性痢疾一般 5 天，而真菌及 Whipple 病一般要 2 周疗程，均应疗程结束后作病原检查，2 次阴性才算治愈。

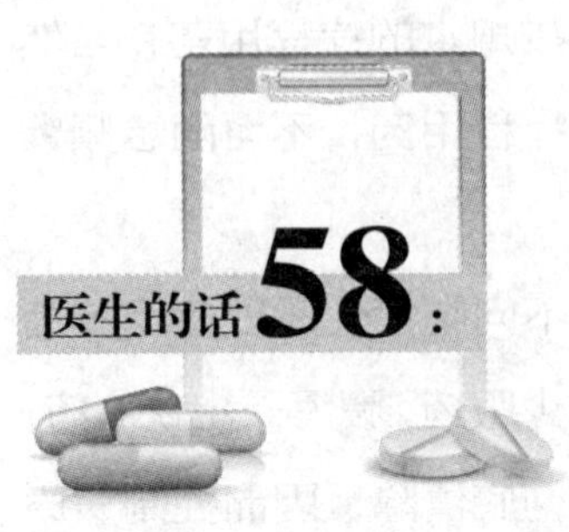

慢性腹泻患者应根据不同感染选用抗菌药

腹泻有急、慢性之分，病程持续超过两个月者，可诊断为慢性腹泻。慢性腹泻是一种常见的症状，很多原因均可引起。肠道感染性疾病引起的腹泻只是慢性腹泻的一部分，占30%~35%，**只有肠道细菌感染才需要应用抗菌药物治疗**。针对病原菌或药敏试验结果慎重选用抗菌药物，一般可选用常用抗菌药物：喹诺酮类药物、氨基糖苷类、头孢菌素类、青霉素类、其他抗菌药物。

病毒性肠炎不必使用抗生素或其他抗菌药物，近年来应用蒙脱石散治疗轮状病毒性腹泻，取得较好的效果。

真菌性肠炎应停用抗生素，给予制霉菌素，一次12.5万~25万单位，一日2~3次口服。疑有全身性真菌感染时，可选用氟康唑胶囊，首次剂量0.4g，以后一次0.2g，一日一次，至少4周，症状缓解后至少持续2周。也可选用氟康唑静脉注射。**有其他感染并发症时，针对病情选用合适的抗生素**。

中　风

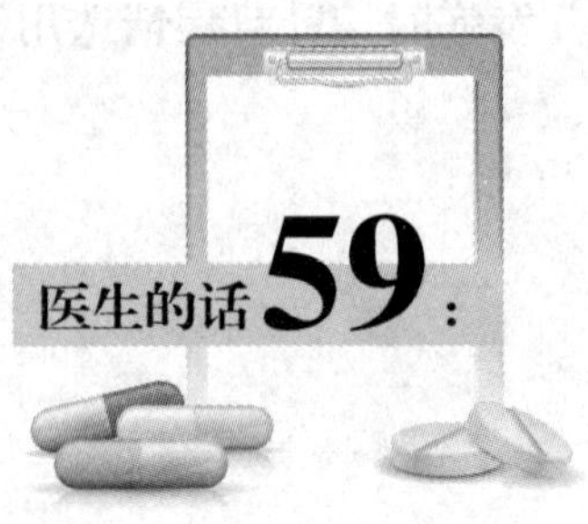

中风后溶栓治疗的时机是关键

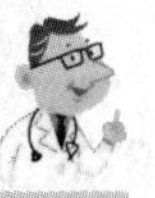

中风是源于中医学的一个病名，也是人们对急性脑血管疾病的统称和俗称。它以猝然昏倒、不省人事、伴发口眼歪斜、语言不利、半身不遂或无昏倒而突然出现半身不遂为主要症状，是一组以脑部缺血及出血性损伤症状为主要临床表现的疾病，又称脑卒中或脑血管意外，具有极高的病死率和致残率。

中风主要分为出血性脑中风（脑出血或蛛网膜下腔出血）和缺血性脑中风（脑梗死、脑血栓形成）两大类，以脑梗死最为常见。中风具有发病率高、死亡率高、致残率高、复发率高的特点，是中老年人的多发病、常见病。

目前，对于缺血性脑中风临床最常用的治疗方法为溶栓疗法。通过使血栓溶解，疏通血管，恢复血液供应，使患者得以康复。但溶栓药物治疗最大的缺陷是它只适用于中风发生后 3~6 小时内，如超过 3 小时，溶栓后可导致脑内出血和脑水肿，反而加重病情。所以溶栓治疗的时机就显得非常重要了。

另外，一些抗氧化剂药物、激素以及特异性钙通道阻断剂均在一定程度上对脑具有保护作用，也是中风治疗的常用药物。抗氧化剂常用的药物有银杏叶提取物、维生素 E、维生素 C 和超氧化物歧化酶（SOD）等。目前最常用的特异性钙通道阻断剂类药物为尼莫地平。

总之，脑血管病仍以综合治疗为宜。

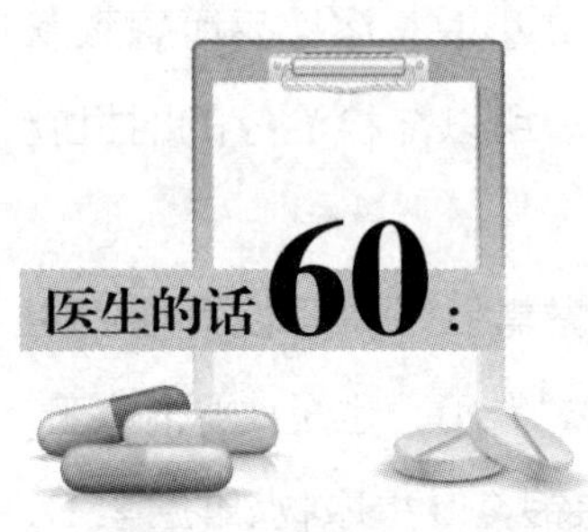

中风恢复期用药的那些误区

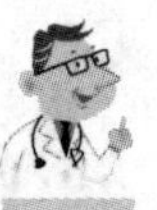

大多数中风患者都能度过急性期，而进入恢复期。这一时期，实际治疗中除了对前次中风进行对症处理外，更重要的是根据患者的实际情况，纠正病理生理状态，全面控制血压、血糖，调节血脂，降低血黏度，防止再次中风。从这点来看，大部分患者都需要长期的药物治疗。但是，很多中风患者及其家属仍然对这些没有明确的认识，还存在不少的用药误区，下面列举几种常见的用药误区：

只管服药不做检查。常有些患者使用抗凝药，不注意监测。因风湿性心脏病引起偏瘫的患者多见于心房纤颤，这类患者要终生使用抗凝药，同时进行用药监测。尤其对于彩超检查发现心房内有血栓的患者，在使用抗凝药时，要根据病情不断监测凝血酶原时间，以及时调整临床用药剂量。否则，用药多了，会引起出血，用药量不足，又会引起血栓。许多风湿性心脏患者术后出问题，都是由于这个问题没处理好。

服药剂量把握错误。在脑血栓的预防性用药中，不少人知道每晚睡前服用肠溶阿司匹林，但仅服 1 片（25mg）肠溶阿司匹林。其实，目前国际公认的肠溶阿司匹林是每晚 50~75mg，即 25mg1 片的肠溶阿司匹林应服 2~3 片。如果药量不足，则达不到预防目的。

用药品种混杂繁多。一些曾经有过中风表现的人往往惶恐不安，于是四处求医问药。甲医生开了“拜心同”，乙医生开了“伲福达”，却不知这些名称都是长效硝苯地平的商品名，只是不同厂家生产、剂型不同而已，结果因用药过量反而导致中风。

不敢用药。有的患者由于受“是药三分毒”的思想影响，于是对药物不良反应产生了恐惧心理，总是觉得能不吃药则不吃，希望通过自身饮食调理等控制病情，因此血压高了也坚持不用药，结果自然导致了中风的发生。

偶尔漏服一两次药没关系。年纪大了，忘性大，常会出现漏服药现象，并认为漏服一两次没多大关系，而实际上漏服药物极有可能会诱发中风。因此，对于记性不大好的老年人，不妨将各种常用药物分开包装，并在上面清楚注明每天服药的时间；工作繁忙者可在办公室、家里和手提包里各备一套药，这样可以随时提醒自己服药。

总之，中风后的治疗是一个长期的系统工程，包括心理、功能、药物等多方面。在保持良好的生活习惯的同时，如饮食习惯、情绪控制、注意气候变化、不要劳累过度等，更要遵医嘱，科学的进行药物治疗。

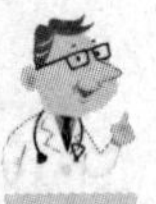

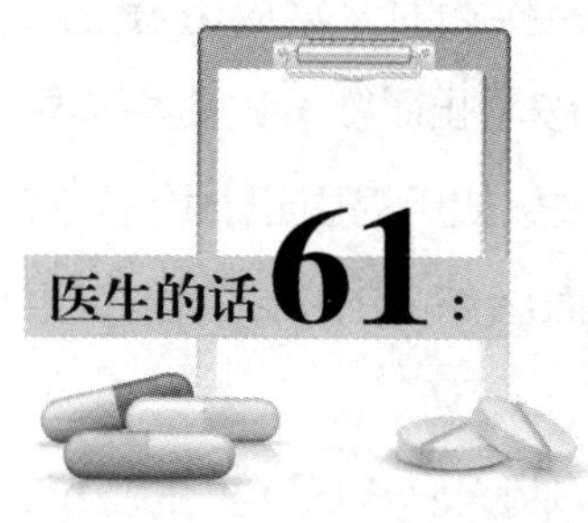

小心用药不当可引起中风

高血压、动脉粥样硬化、风湿性心脏病都可引起中风。但是，在生活中我们也常常发现由于用药不当，致使本不该中风的老年人发生了中风。如高血压患者在血压升高后，大量服用降压药物，导致血压大幅下降，促使脑血栓形成，发生缺血性脑中风。大量病例表明，在中风的常见诱发因素中，因为用药不当而导致发作的占多数。这类药物主要有以下几类：

抗凝药　一些心脏瓣膜病已行机械瓣置换或有心房颤动的患者，常常需要长期甚至终身服用抗凝药如华法林等。此外，还有些老人为了预防中风，也会自己服用一些抗凝药物。但是要注意的是，如果抗凝药服用剂量过大，就可能导致出血，引发脑出血。因此，在服用抗凝药时，一定要加强凝血功能的监测，以防发生意外。

止血药 中老年人发生出血性疾病时，常应用肾上腺色腙（卡巴克洛、安络血）、酚磺乙胺（止血敏）、巴曲亭（立止血）、仙鹤草素等药物止血，但过量使用易引起血栓形成，导致中风。特别是脑动脉硬化、血脂偏高的中老年人，更易形成血栓。

镇静药 大多数镇静药都有抑制大脑皮层、扩张血管、松弛肌肉、抗抽搐的作用。如果地西泮（安定）、氯丙嗪等药物用量过大，超过了机体的耐受程度，会发生连锁反应引起缺血性脑中风。

利尿药 大量长期应用利尿药如氢氯噻嗪，使水分从尿中排出，如不及时补充液体，则造成体内失水过多，血液浓缩、黏稠度增加、血流变慢，易形成血栓，引起脑中风。

降血压药 一些长期患有高血压但不自知的患者，一旦发现血压偏高后，有的患者降压心切，会大量使用降压药，甚至多种药物同时使用，致使血压在短时间里大幅度下降，结果使脑部血供不足，很容易形成脑血栓，诱发脑梗死。

解热镇痛类药物 人在感冒发热时，常用此类药物如阿司匹林、对乙酰氨基酚（扑热息痛）等退热。这些药物均是通过大量散热而使体温下降，常使人大量出汗，尤其是伴有呕吐、腹泻的中老年人，发汗后机体缺水严重，造成血液浓缩，促使血栓形成。因此，中老年人发热时，最好不服用此类药物，而以物理降温为好。非用不可时，大量出汗后，应及时通过饮用糖盐水或静脉补液等方法补充水分。

鉴于以上情况，对于中风，无论预防还是治疗，一定要遵医嘱正确用药，从而科学合理地进行降压、调血脂、抗血小板聚集等。

癫　痫

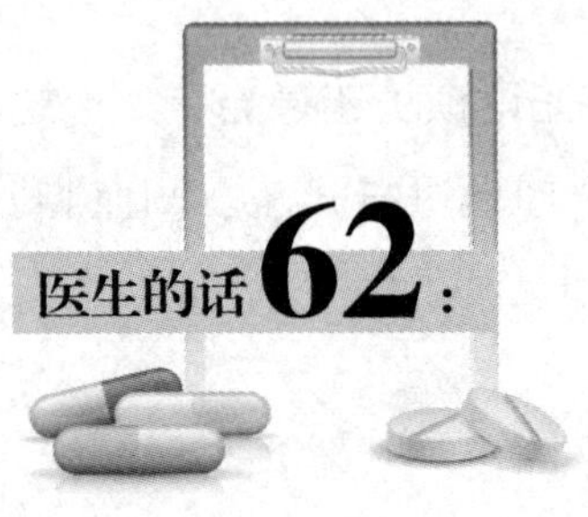

抗癫痫药物治疗的九项原则

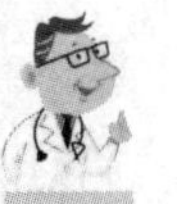

抗癫痫药物治疗应遵循以下原则：

早期治疗。一旦确诊，应及早接受药物治疗，效果较好，避免癫痫引起的脑损伤。临床资料证明，在第一次无明显原因的癫痫性发作之后，再发作的危险性是35%~55%。由此可见，治疗越早越好。而且研究证实治疗时间越迟以及发作次数越多，以后转为药物难以控制的难治性癫痫的可能性就越大。但有两种情况例外。

（1）仅有一次发作，且病因未明，或有明显的环境因素，如疲劳、失眠或饮酒，脑电图亦属正常者，暂时不给用药，可以有利于观察病情的发展。

（2）发作稀少，一年或数年一次。医生必须权衡发作对该患者的不利因素和长期服药所带来的一系列问题。根据患者的职业、环境、家庭条件和所居地的医疗条件等权衡利弊，给予合理的处理。一般倾向于不给抗癫痫药，而进行观察，视病情发展而定。

正确选药。根据发作类型，正确选择抗癫痫药物。如大发作常选用苯妥英钠、卡马西平、丙戊酸，失神发作常选用丙戊酸，婴儿痉挛常选用促皮质素、氯硝西泮或丙戊酸等。

调整剂量。从最小剂量开始服用，逐渐加量至有效量，不得超过最大耐受量以达到最佳疗效和能耐受为目标；注意各个人之间对药物反应的差异。如果癫痫发作频繁，在无严重副作用前提下，用量应尽早加足，以减少或控制频繁癫痫发作。

单一用药。首选一种药，单一用药可使 80%~85% 的癫痫患儿发作完全控制。从小剂量开始，逐渐加量，当达到最大耐受量而无效时，换另一种抗癫痫药物仍然采用单药治疗。在先后应用两种药物单药治疗仍没有达到发作消失或权衡疗效与安全性后，认为患者所受到的利益大于带给他的不利（如副作用）时可考虑联合药物治疗，联合用药，要考虑药物间的相互作用。

交替换药，缓慢停药。需更换新的抗癫痫药物时，在服用新的抗癫痫药时，老药不能马上停。应在服用新药一段时间后，再逐步减量原来所服的抗癫痫药物。在医生指导下分次减量，缓慢停药。若突然停药、换药，均易诱发癫痫持续状态。

长期服药。停止发作1~3年后酌情减停抗癫痫药物。切勿自行随便停药。

规律服药。目的是要使体内时刻都保持稳定的药量。癫痫发作不能预测，如体内药量不够，就有可能出现发作而得不到控制。

观察毒性。定期检查血尿常规和肝功能，尽早发现药物的毒、副反应，采取必要的措施。

消除诱因。防止饮酒、发热、过劳、失眠、饮食不节、光电刺激等诱因。

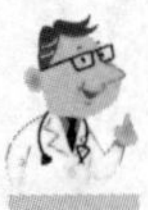

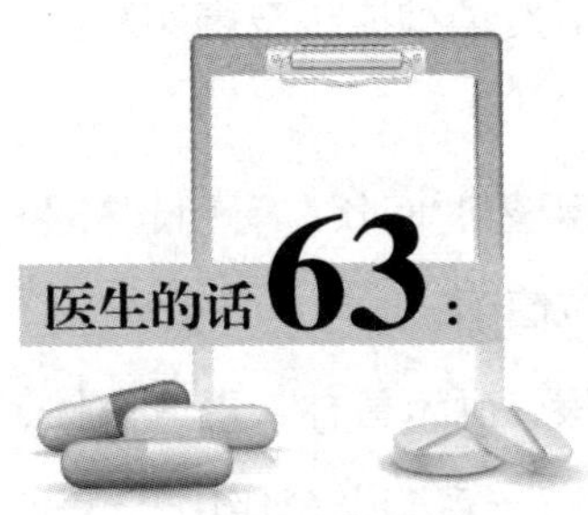

有些药物癫痫患者应慎用

癫痫患者往往需要长期规律服用抗癫痫药物，在服药期间难免会因为其他疾病而用到一些药物，为避免癫痫发作和引起毒副反应，癫痫患者应尽量避免使用下列药物，若必须使用，应在医生的指导下用药。

感冒药 不少感冒药中含有咖啡因、异丙嗪，这些成分容易导致脑细胞兴奋，从而影响神经原导致癫痫发作。因此，在服用感冒药时应特别注意，尽量选择不含咖啡因、异丙嗪的药物。

喹诺酮类 有癫痫病史应慎用喹诺酮类药物，包括诺氟沙星、环丙沙星、氧氟沙星、左氧氟沙星等。因为此类药物可引起中枢神经系统的毒副作用。其中环丙沙星引起中枢神经系统毒副作用的发生率为 0.4%~2.2%。

糖皮质激素 包括醋酸泼尼松、地塞米松、醋酸可的松、醋酸氢化可的松等，该类药物可诱发精神症状及癫痫发作，癫痫患者慎用或不用此类药物。

异烟肼 异烟肼剂量过大或用药时间长，可引起神经系统的不良反应，诱发惊厥，故应慎用。

三环类抗抑郁药 包括丙米嗪、阿米替林、麦普替林、哌甲酯（利他林）等。这类药物有一定的兴奋作用，大剂量或较长时间应用时可引起惊厥或诱发癫痫发作。丙米嗪禁用于癫痫患者，其他抗抑郁药要慎用。

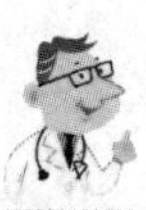

抗胆碱酯酶药 溴新斯的明、甲硫酸新斯的明，属于易逆性抗胆碱酯酶药，可引起肌肉震颤，诱发癫痫发作，故应禁用。

影响癫痫药吸收、代谢、血浆蛋白结合、排泄的药

1. 影响抗癫痫药的吸收。含钙、镁、铝的抗酸药可降低肠道对苯妥英钠的吸收，从而降低苯妥英钠的疗效。如补钙药物、铝碳酸镁咀嚼片等药物。

2. 干扰抗癫痫药与血浆蛋白的结合。大部分抗癫痫药在血浆内处于与血浆蛋白结合状态，另一种药物如果也容易与血浆蛋白结合，就可在结合部位发生竞争，从而把抗癫痫药从血浆蛋白结合的部位置换出来，如磺胺噻唑、口服抗凝药、口服降糖药、三环抗抑郁剂等与苯妥英钠或丙戊酸钠等合用时，可提高后二者的血浆游离药浓度，也会出现中毒症状。

3. 抑制抗癫痫药的代谢。某种药物与抗癫痫药利用相同代谢途径时可抑制后者的代谢，如磺胺、氟烷、哌甲酯等。另外，抑制苯妥英钠代谢的药还有异烟肼、氯霉素、氯丙嗪、普萘洛尔（心得安）等。

4. 诱导抗癫痫药的代谢。有些药物可诱导肝脏微粒体酶增生从而加速抗癫痫药的代谢，降低抗癫痫药的血浓度。

5. 影响抗癫痫药的排泄。能改变尿的酸碱性的药物可影响抗癫痫药的排泄，如苯巴比妥为弱酸性，口服碳酸氢钠等制酸剂可使尿呈偏碱性，这时可加速苯巴比妥的排出，而降低苯巴比妥的血浓度。乙酰唑胺也有类似作用。反之，用稀盐酸等酸性药物或服用蛋氨酸、扁桃酸治疗尿路感染时则可使尿偏酸性，因而抑制苯巴比妥的排泄，使血中苯巴比妥浓度增加，有时会出现中毒。

除上述外，地西泮（安定）、酒精都可明显降低苯妥英钠的血浓度，使其抗癫痫作用减弱。因此，在服用苯妥英钠时，应忌酒，确需合用地西泮时，应适当增加苯妥英钠的剂量。

失 眠

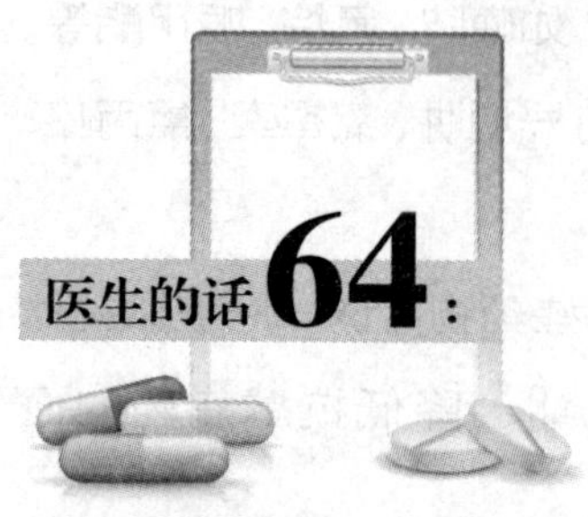

失眠了，找到病因比急于用药更有意义

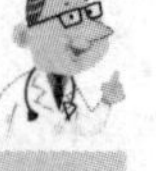

引起失眠的原因很多，以下是失眠的几种典型情景。

情景一：因身体疾病造成的失眠。如心脏病、肾病、哮喘、高血压、溃疡病、关节炎、骨关节病、肠胃病、睡眠呼吸暂停综合征、甲状腺功能亢进、夜间肌阵挛综合征、脑疾病等。

情景二：因生理造成的失眠。环境的改变，会使人产生生理上的反应，如卧室内强光、噪音、过冷或过热都可能使人失眠。有的人对环境的适应性强，有的人则非常敏感、适应性差，环境一改变就睡不好。

情景三：心理、精神因素导致的失眠。生活的打击、工作与学习的压力、未遂的意愿及社会环境的变化等，会使人产生心理和生理反应，导致神经系统的功能异常，造成大脑的功能障碍，引发焦虑、烦躁不安或情绪低落等不良心理状态，从而引起失眠。

情景四：服用药物和其他物质引起的失眠。服用中枢兴奋药物如减肥药苯丙胺等可导致失眠；长期服用安眠药，一旦戒掉，也会出现戒断症状（睡眠浅，噩梦多）；茶、咖啡、可乐类饮料等含有中枢神经兴奋剂——咖啡因，晚间饮用可引起失眠；酒精干扰人的睡眠结构，使睡眠变浅，一旦戒酒也会因戒断反应引起失眠。

情景五：对失眠的恐惧引起的失眠。有的人对睡眠的期望过高，认为睡得好，身体就百病不侵，睡得不好，身体上易出各种毛病。这种思想增加了睡眠的压力，容易引起失眠，长此以往，很可能演变成慢性失眠。

知识加油站

那些可以缓解失眠的生活习惯

对于偶尔或短期的失眠，一些生活习惯的改变往往就可以缓解。比如：睡前 2~3 小时避免过度用脑，洗洗温水澡，听听轻音乐，自己做一些简单的气功疗法和放松疗法，上床后看会儿报刊，分散一下注意力，放松一下思想，可能无须用药就可入眠了。

若出现了失眠，千万别慌张，最积极的治疗办法就是找出失眠的原因，必要时可以寻求医生的帮助。如果是由疾病引起，首先应该治疗疾病。如果确系非疾病因素引起，可先尝试利用生活习惯的调整，诱导生理性睡眠。

若经过一段时间还是无法缓解，且已经明显影响日常生活工作，可在专业医生的指导下合理使用安眠类药。但必须了解，安眠类药物的作用主要在于缓解症状，解决睡眠严重不足的问题，而根除病根还是要依靠自我状态的调整。

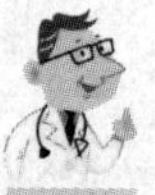

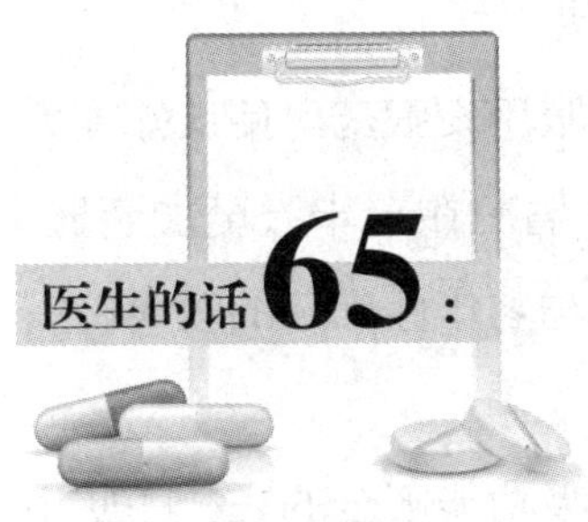

长期服用安眠药对人体危害很大

入睡困难、睡眠质量不高，已经成为现代人的“高发病”，根据中华医学会精神科学分会的调查结果，我国大约有百分之四十的人存在不同程度的睡眠障碍，特别是很多经常生活无规律的人往往通过服用安眠药来维持自己的睡眠，确实，在安眠药的催眠作用下很多人能够睡着了，但是由于经常吃安眠药，却又引发了其他疾患，那么经常吃安眠药有什么危害呢？

危害一　依赖性或成瘾性。长期服用安眠药的患者，极易发生安眠药依赖性。一旦形成依赖，就离不开安眠药，会把它当作生活中必不可少的东西。例如临睡前必须服用或确信床边备有安眠药以便随时服用。如果不用安眠药就难以入睡或通宵不眠，失眠比用药前更严重。不仅可因缺药而高度紧张，而且有全身难受的感觉，出现生理、情绪、行为以及认知能力方面的综合症状。

危害二 记忆力减退。长期服用安眠药可使认知能力降低，记忆力和智力减退。这种情况在老年人更加明显。国外研究表明，长期服用安眠药与老年性痴呆的发病有一定关系。

危害三 呼吸抑制。患有呼吸功能不全的人，即使小量的安眠药也有可能引起呼吸衰竭加重，甚至因严重呼吸抑制而死亡。患有阻塞性睡眠呼吸不足综合征的患者，往往因睡眠差而被当作失眠症，错误地给予安眠药治疗，结果可使病情急剧加重，甚至发生睡眠中呼吸暂停时间过度延长而死亡。

危害四 睡眠异常。服用安眠药引起的睡眠与正常睡眠不完全相同。患者往往有噩梦多、定时早醒和白天嗜睡现象，对体力和精力的恢复均不利。

危害五 肌力减退。由于安眠药(如地西泮,俗称安定)可以抑制中枢神经并导致肌肉松弛，导致乏力，服用时间过久，使人感到走路腿没劲，肌无力。

危害六 易产生耐药。因为大多数安眠药经过肝脏分解,由肾脏排泄的。药物可促使肝脏产生药物的分解酶增多，体内的药物就能够很快的被这种酶破坏，从而使药物的催眠作用逐渐减弱，而产生耐受现象。因此，有些人吃安眠药的剂量会越来越大，造成严重后果。不过，某些老年人及肝肾功能不全的患者，对安眠药特别敏感，有时一般剂量也可引起过度镇静作用而发生意外。

危害七 性格情感改变。一些安眠药成瘾的人，性格也会逐渐发生改变，变得情感冷淡，或脾气暴躁，常为小事发脾气，自私、固执，弄得家庭关系紧张不和。

除此以外，长期或大量服用安眠药的人，还可出现头痛、口中怪味、步履不稳和共济失调等神经精神症状。

睡眠问题虽然表面上是属于生理范畴，而其本质上却是一个心理问题，如果养成良好的有规律的生活习惯并保持心理的放松平和，科学调整自己的心态，那么失眠的问题往往很容易不治而愈，同时良好的情绪和心理状态也会使得自身的免疫功能得到调整巩固，从而大大增强自身的抗病能力。

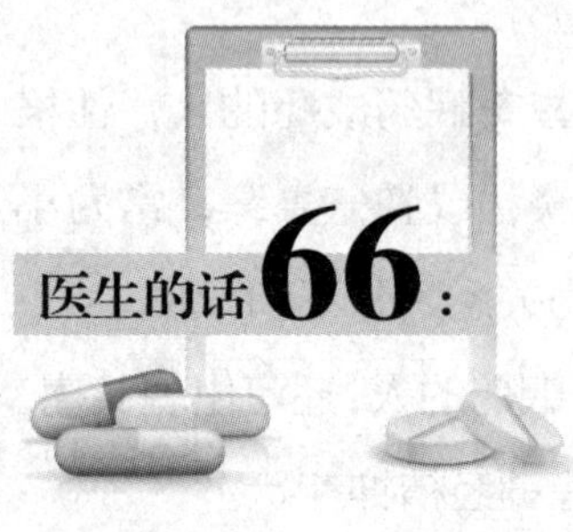

酒后服用安眠药能置人于死地

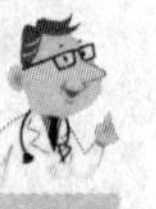

有些人为了暂时解脱烦恼，常常在饮酒后再服几片安眠药一睡了之。殊不知这种做法是非常危险的。酒的主要成分乙醇（俗称酒精），是医学上使用最早的麻醉剂。少量饮用可使人兴奋，大量饮用则会使人抑制。人们酒后语言增多，身体好动继而转为沉默寡言，语无伦次，昏睡以至于昏迷，就是由兴奋期转为抑制期的过程。

喜剧大师之死

酒后服安眠药导致死亡的事例，各地的报道并不少见。喜剧大师卓别林就是死于酒后服用安眠药。

酒后服安眠药，两者有相加作用，可产生双重抑制作用，大量乙醇被吸收后，首先能使全身的血管扩张，中枢神经兴奋，接着使大脑皮层处于抑制状态。此时如服用安眠药，由于乙醇能扩张血管，提高细胞膜的通透性，会促进安眠药如巴比妥、地西泮（安定）等药物容易进入细胞内，从而提高其在中枢神经系统的浓度，其结果加重了中枢神经系统的抑制作用，使人反应迟钝、昏睡，甚至昏迷不醒，呼吸及循环中枢也会受到抑制，出现呼吸变慢、血压下降、休克甚至呼吸停止而死亡。乙醇和苯巴比妥单独应用时的致死血药浓度分别为 500%~800%（mg/ml）及 10%~29%（mg/ml），而两者合用时的致死血药浓度则分别为 100%（mg/ml）及 0.5%（mg/ml）。可见饮酒后服用巴比妥类镇静药很危险。

酒后服用安眠药，不但抑制大脑皮层，还会抑制呼吸中枢，使摄氧量急剧减少。另一方面，由于昏睡时间延长，局部肌肉持续受压，还可诱发挤压综合征的发生。

酒后服用镇静催眠药中毒也很难抢救，同样道理，服用各类镇静催眠药后亦应忌饮酒。

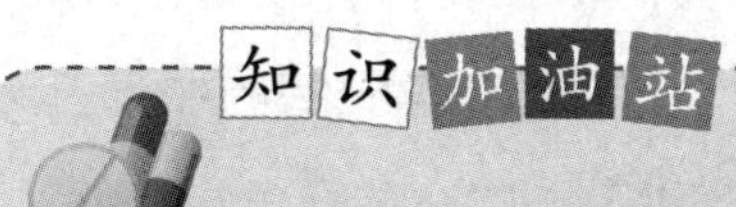

安眠药服用有道

安眠药是处方药，对于失眠者来说，安眠药应该在医生的指导下服用。使用安眠药应遵循“按需服药”和“小剂量间断服药”的治疗原则，可避免产生药物依赖和药物耐受。

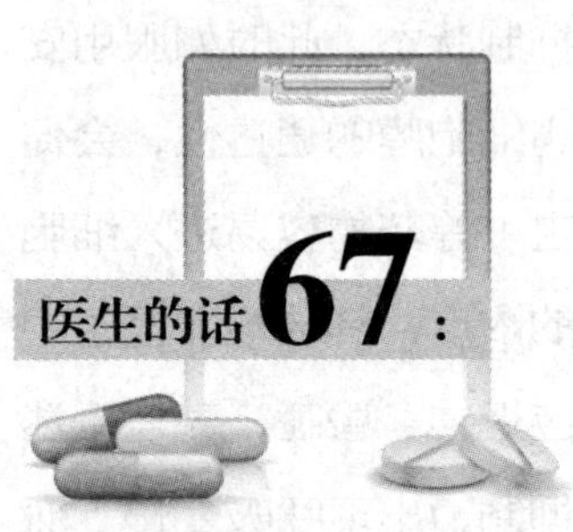

安眠药的副作用，见招拆招

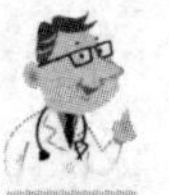

老百姓习惯把镇静催眠药称为安眠药，它本来是一种生活方式药，主要目的是用来改善睡眠，从而达到提高生活质量的效果。不幸的是，许多失眠患者却为安眠药所苦，安眠药带来的不良反应几乎困扰着所有长期服药的患者，导致他们睡眠更不安稳，严重影响了生活质量。怎么能减轻安眠药的副作用呢？下面一一解析，见招拆招。

宿醉现象 几乎所有的安眠类药物都存在着“宿醉”现象，尤其是使用巴比妥类、苯二氮䓬类安眠药如苯巴比妥钠（鲁米那）、地西泮（安定）、艾司唑仑（舒乐安定）等。虽然许多失眠患者服用此类药后能安然入睡，但醒来后却觉得昏昏沉沉、头昏脑涨，无法集中注意力，这就是“宿醉”现象。“宿醉”现象如长期存在会严重影响患者的工作、生活和人际关系。

对年轻人来说，失眠时并不需要首选催眠药物治疗，而应首选心理治疗。心理治疗对此类人群的治疗效果好且没有副作用。建议患者接受心理医师的指导，进行认知疗法，或经常做自我暗示，建立“我可以不需要安眠药就能睡好”的信念，摆脱对安眠药的依赖。认知疗法、人本主义疗法、行为治疗等心理治疗手段都能收到治标治本的效果。但由于国内的患者对上述几种治疗方法的认知度不高。与国外相比，目前因失眠接受心理治疗的患者太少了。另外，如果“宿醉”现象严重地影响了患者日常的工作和生活，可以换用其他新型的选择性安眠药，如佐匹克隆（忆梦返）等。

噩梦连连 催眠药还会产生一个较为麻烦的现象。就是大约有 10% 的患者在服药后会做噩梦。这会让患者睡得更不安稳，从而也就失去了服药的意义。同属于苯二氮䓬类的安眠药，其化学结构各不相同，每个患者对这类药物的反应也不尽相同。如果患者服用地西泮后会做噩梦，可以换用其他的安眠药如艾司唑仑等。噩梦现象可能会有所缓解。因此，换药是失眠患者解决噩梦连连的一个行之有效的方法。

戒断反应 由于安眠药会使患者产生成瘾性和依赖性等副反应。成瘾后，患者会不自觉地加大安眠药的剂量，如果突然停药，会使患者出现一系列的躯体症状和心理症状，如头痛、头晕、恶心、呕吐、震颤谵妄甚至惊厥等。

这种现象被称为戒断反应。

为避免这种反应，一方面尽量缩短用药时间，不要长期使用同一种安眠药；也可选择一些成瘾性较小的新型安眠药，如佐匹克隆等；另一方面，失眠症状改善后，患者不能突然停药。一般来说，服药剂量较小，如每晚只服一片的患者，可以马上停药；每天服药超过两片以上的患者，要逐渐减量，大约每隔两三天减一半的剂量即可。

老年痴呆 长期服用催眠药的患者，尤其是老年人可能会产生记忆力减退、反应力下降等不良反应。长此以往，此类患者有可能发展为老年痴呆症。因此患者服安眠药不要超过两个星期。在停药期间患者应在心理医师的指导下进行认知疗法，建立“我本来可以不需要安眠药就能睡好”的信念。

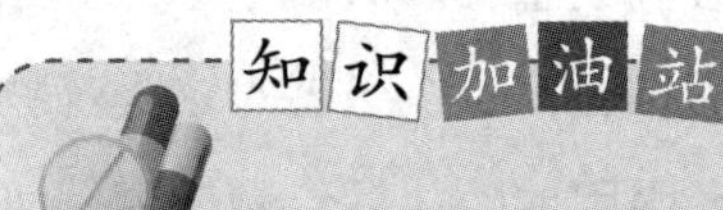

睡的太多也是事儿

美国的研究人员在对 9 万多名 50~79 岁的女性进行了长达 7 年半的调查后发现，每天睡眠超过 9 小时的人中风危险比睡 7 小时的人要增加 70%，睡眠时间是增大中风危险的独立因素。

此外很多人错误地认为一定要睡足 7~8 小时才算正常，事实上随着年龄的增大，睡眠时间会逐渐缩短，这是正常的生理现象，与褪黑素减少有关。建议老年人可酌情服用含褪黑激素（美拉托宁）成分的保健品。因此，对于老年人不要因睡眠时间短而焦虑，更不要动辄求助于安眠药，因为长期服用安眠药的危害可能会大过失眠本身。

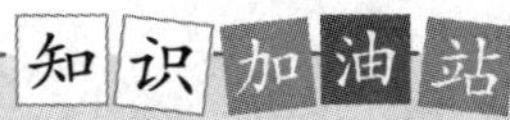

健康的睡眠长度

究竟每天要睡多久才有利于健康呢？专家认为，对于成年人来说，6~8 小时是其所需的标准睡眠时间，老年人在这个标准上再减少 1~2 小时，青少年可以增加 1~2 小时。对于婴幼儿来说，睡眠时间则需要更长。

感　冒

医生的话68：

选用感冒药也要讲因人因症用药

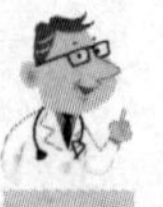

感冒药作为一类最常用的药物，种类非常多，有中成药、西药以及中西结合制剂。对付感冒，中、西药各有所长。所以，选择时要针对感冒导致的具体症状，因人因症而异。

西药：由于西药的药效发挥较快，感冒症状较严重的，可以优先选择对症的西药。比如，以发热、头痛、咽喉痛为主要症状的患者，可选择以解热镇痛药如对乙酰氨基酚（扑热息痛）为主要成分的药物；以流涕、打喷嚏、鼻塞为主要症状的患者，可选择含有盐酸伪麻黄碱成分的药物。需要提醒的是，有心脑血管、血液病史的患者，应由专业人员指导用药，以免引发不良反应。另外，很多感冒药中都含氯苯那敏（扑尔敏），很容易引起嗜睡，所以，司机、需要进行高空作业和精细操作的感冒患者，应避免在工作时使用这类药品。

中成药或中西结合制剂：身体较弱的患者（如老人和小孩）、需要高空作业的人、司机等，可以优先选择中成药。服用中成药治疗感冒，也不能盲目滥用，要根据中医理论辨证选用。如风寒感冒（表现为怕冷较重、发热较轻、全身酸痛、鼻塞流清涕、口不渴或渴而喜热饮、咽痒欲咳等），可选感冒冲剂、三九感冒灵等；风热感冒（表现为身热明显、微微怕冷、咽喉肿痛、鼻塞流浊涕、口渴喜冷饮等），则可选用维C银翘片、银翘解毒丸、中联强效片等药物。需要提醒的是，不少中成药，实际是含有西药成分的中西结合制剂，使用前一定要明确其中的西药成分，以免造成重复用药或引发不良反应。

感冒的治疗在很大程度上要依赖自身免疫系统的作用，所以一旦症状消失即可停药，而且所有的感冒药都不宜长期服用。若患流感一定到医院就诊，以免贻误病情。

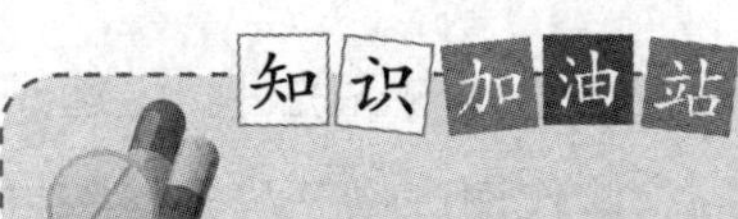

感冒治疗的原则

普通感冒和流感都是由病毒引起的，目前抗病毒药的效果都不确切，所以通常的治疗方案包括注意休息、戒烟、多饮白开水、保持口腔和鼻腔清洁、进食易消化食物，保持室内空气清新等。同时，为了减少症状、缩短病程，可对症进行药物治疗。只有当继发细菌感染出现时，比如咳嗽频繁，伴黄稠黏痰、发热、明显的咽疼等，才应根据病情选用相应的抗生素进行治疗。

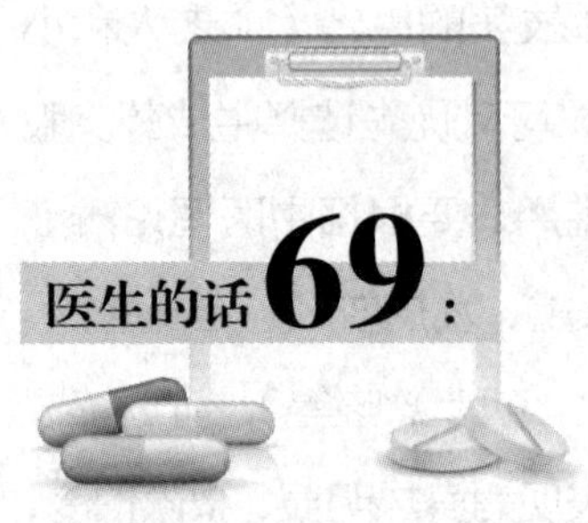

服感冒药不能饮酒

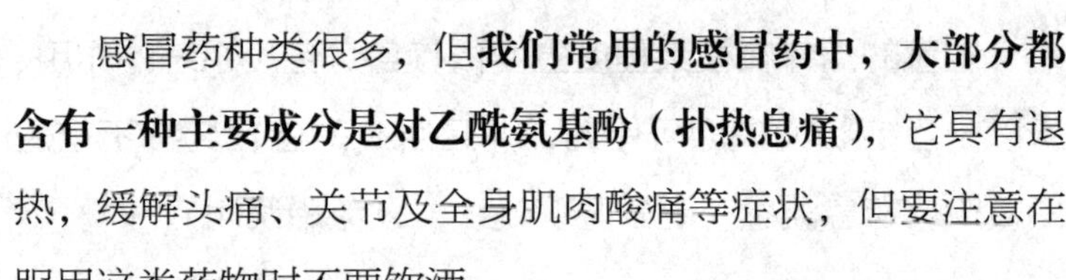

感冒药种类很多，但**我们常用的感冒药中，大部分都含有一种主要成分是对乙酰氨基酚（扑热息痛）**，它具有退热，缓解头痛、关节及全身肌肉酸痛等症状，但要注意在服用这类药物时不要饮酒。

因为酒中乙醇进入人体后，可使体内谷胱甘肽迅速减少，致使对乙酰氨基酚生成的一些代谢产物无法与谷胱甘肽结合，而转向与肝、肾细胞结合，从而造成肝、肾组织的损伤，严重时可导致肝坏死。即使服用较少的量，如果同时饮酒，都可能出现药物中毒。

对乙酰氨基酚的中毒剂量在很大程度上取决于患者有无饮酒史，长期饮酒或既往有慢性肝肾功能不全者应该慎用此类药物。另外，乙醇还会增加对乙酰氨基酚对胃肠道的刺激作用，严重者可引起消化道出血、溃疡等严重后果。**如果您患有感冒，服药期间请一定不要喝酒**。

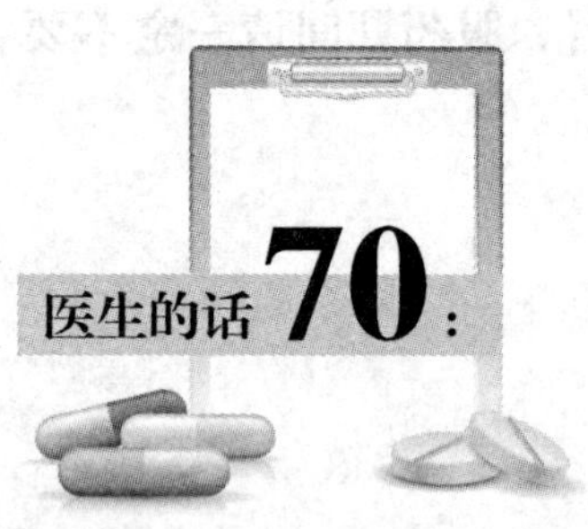

咳嗽时应根据痰液情况合理用药

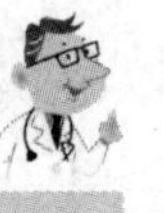

冬春是呼吸道疾病高发的季节，呼吸道疾病的首要症状是咳嗽。许多人一开始咳嗽，就随便找一种止咳药吃，这样做是不对的。

咳嗽是人体的一种保护性反射动作，能将呼吸道内异物或分泌物排出体外。当然，咳嗽更是病理性的反应，是呼吸道疾病的常见症状。一般情况下轻度咳嗽时无需服用止咳药。如果咳嗽频繁、剧烈，以致影响学习、工作或睡眠，才需用药，并且不可以胡乱服用止咳药，而是要根据无痰、有痰和痰液的状况用药。

不同的止咳药物抑制咳嗽反应的不同环节，有的抑制咳嗽中枢，有的抑制末梢神经传入传出，有的抑制感受器及效应器。

例如，中枢性止咳药如可待因、右美沙芬等，对咳嗽中枢抑制作用较强，立竿见影，适用于剧烈无痰干咳，不适宜有脓痰的咳嗽。有痰患者使用，可因咳嗽抑制导致痰液不能咳出而潴留体内，易导致支气管阻塞，引起呼吸困难。

一般而言，**多痰或痰液黏稠患者**，均应选择祛痰或化痰止咳药，这是因为痰液是由多种因素导致的分泌物，痰中有大量病原体如细菌等聚集繁殖，易导致炎症恶化或阻塞呼吸道，加重病情，选择适宜的祛痰止咳药，有利于痰液咳出。

痰液灰白色黏稠者，可选用复方甘草口服溶液或复方甘草片口含，也可用氯化铵或盐酸溴己新，用药前必须详细阅读说明书，正确使用，避免引起不良反应。中药止咳祛痰药有蜜炼川贝枇杷膏、止咳化痰颗粒等。

痰液黏稠而不易咳出者，如果上述化痰药无效时，儿童可选用乙酰半胱氨酸颗粒，成年人可使用乙酰半胱氨酸片、泡腾片、喷雾剂，该药可使痰中黏蛋白分解，使痰变稀薄，易于咳出。目前使用氨溴索祛痰的多见，效果较好。儿童宜选用盐酸氨溴索糖浆，成年人可用盐酸氨溴索口服溶液或盐酸氨溴索片。

痰液黄色或绿色脓液者，说明伴有感染，故选用止咳化痰药外，尚需添加抗菌药物，抗菌药宜根据痰培养结果进行抗菌药敏试验，针对性选用更有效。

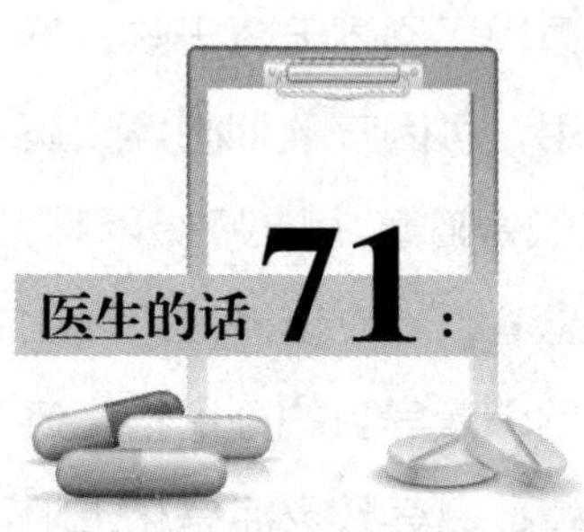

咳嗽类中成药选用须辨证

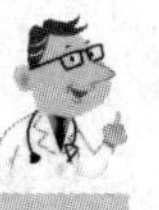

中医药治疗咳嗽具有悠久历史和丰富经验，并在此基础上形成了一大批中成药治疗药物，其中更有不少是非处方药物，大家可以自行到药店购买使用。而在使用这类药物时，应特别注意根据不同咳嗽症状选用不同中成药。

风寒咳嗽，表现为咳嗽声重，气急，咽痒，痰稀白，常伴有恶寒发热，头痛无汗，鼻塞流清涕，舌质淡红，舌苔薄白等。一般选用解表散寒，宣肺止咳中成药，如通宣理肺丸、荆防颗粒等。

风热咳嗽，表现为咳嗽气粗，痰黄稠，咳痰不爽，常伴鼻塞流黄涕，口渴，咽喉燥痛，舌尖红，舌苔薄黄等。宜选用清肺润燥，止咳化痰中成药，如养阴清肺膏、川贝清肺糖浆、止咳定喘口服液、银翘解毒片、维C银翘片等。

痰湿咳嗽，表现为咳嗽反复发作，咳声重浊，痰多色白易咳出，喘息胸闷，早晨咳痰尤甚，常伴有腹胀，吃少，舌质胖淡，苔白腻等。可选用降气化痰，温肾纳气的止咳药物，如苏子降气丸、橘红片等。

痰热咳嗽，表现为咳声连连，痰少质黏，难以咯出，发热咽干口渴，胸肋胀满，面赤身热，舌质红，苔黄厚腻等。可选用清肺化痰中成药，如二母宁嗽丸或止嗽定喘口服液。

燥热咳嗽，表现为干咳少痰或无痰，口鼻咽干燥，舌红干，苔薄黄干等。可选用养阴清热，润肺化痰的中成药，如养阴清肺膏、百合固金丸等。

高 血 脂

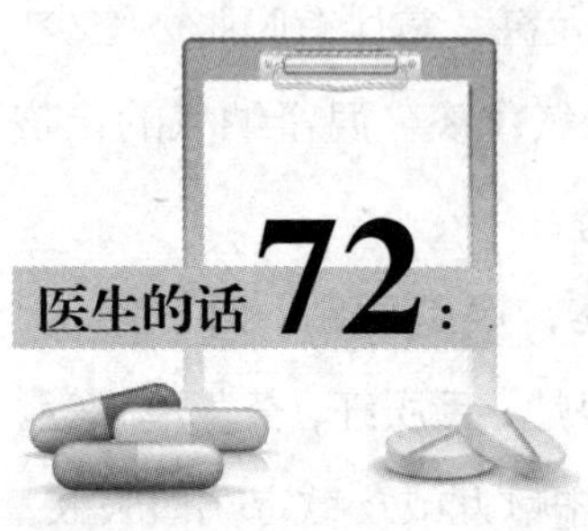

高脂血症治疗的五大原则

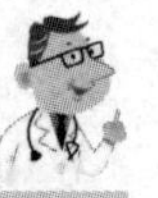

血脂主要是指血清中的胆固醇和甘油三酯。高脂血症又是冠心病和心肌梗死的主要危险因素。在血脂升高的时候，应该进行血脂的检查，必要时在专科医生的指导下进行药物治疗。为了能更好地配合医生，进行有效的治疗，这里就简单介绍一下高脂血症治疗的基本原则。

原则一　必须要明确脂代谢失常的类型和程度。任何有效治疗的开始都是建立在准确的诊断之上，有了明确的诊断，才可以正确选择合适的药物进行治疗。简单地说也就是要知道，是单纯的甘油三酯升高？或者仅仅胆固醇升高？或者两者均升高，并且升高值超出正常值的范围多少？

原则二　根据脂代谢失常的类型选用不同效能的调脂药物。一般来说，以单纯的胆固醇升高为主者，首选他汀类药物阿托伐他汀；以单纯甘油三酯升高为主者，首选纤维酸衍生物类（如非诺贝特等）；混合型高脂血症，当甘油三酯不高于 13mmol/L（500mg/dl）时原则上仍然首选他汀类药物，高于 13mmol/L（500mg/dl）时应首选纤维酸衍生物类迅速降低甘油三酯以避免发生胰腺炎。

原则三 把血脂控制在合适的范围。那么血脂是不是降得越低越好呢？其实甘油三酯和胆固醇都是机体所必需的生理物质。如果血脂水平过低，机体的一些生理活动一定会受到影响。所以调脂要适可而止，由医生根据患者的年龄、有没有患过冠心病、有没有冠心病的危险因素等各方面综合考虑，把血脂控制在合适的范围才是正确的，并不是盲目的降得越低越好。

原则四 健康的饮食是预防和治疗高脂血症的基础。如果血脂升高不多，则可以考虑在选用调脂药前，先进行食疗。选用低脂饮食，也就是尽量少食用肥肉、动物内脏、猪脑、蛋黄、奶油等含脂肪量高的食物，并适量增加纤维素、新鲜水果和蔬菜的摄入。而肥胖者还应低热量饮食，减少饭量，控制体重。有烟酒嗜好者还要戒烟限酒。适当的增加体力劳动和体育活动也是非常有必要的。

原则五 多管齐下，防控心血管病。动脉粥样硬化性心血管病是由多种因素作用于不同环节所致，脂代谢异常只是危险因素之一。在进行调脂治疗的同时，还应该对高血压、糖尿病、吸烟、饮酒、肥胖和精神紧张等其他危险因素进行治疗和控制。

总之，只有建立起健康的生活方式，合理的饮食习惯并积极地配合医生的治疗，才可以有效降低心血管事件的发病率。

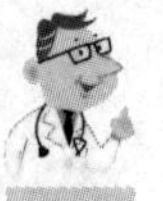

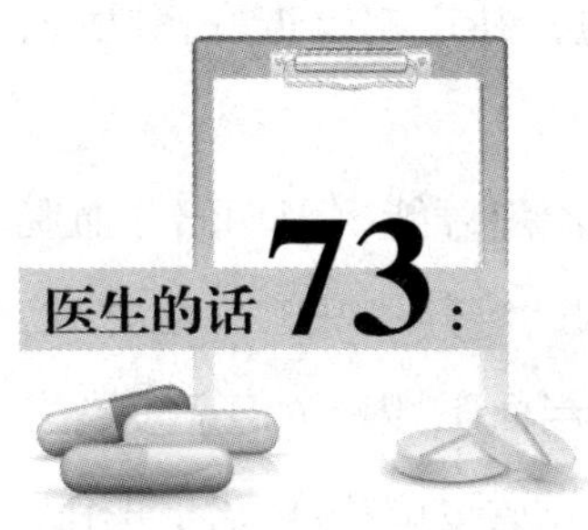

老年人血脂调整更要讲科学

血脂高在老年人中很常见，是引起老年人患冠心病的一个重要的危险因素。调脂药物用于老年人冠心病的一级预防和二级预防是一个长期的治疗过程，科学用药非常重要。

要点一　听从医嘱，不擅作主张。有些老年人一听说自己血脂偏高，就自行购买调脂药服用，弄不好钱花了，病没治好，还会给健康带来不利的影响。所以，发现问题及时就医，才是对健康负责。

要点二　找到病根，科学治疗。随着年龄的增大，许多老年人可能会患有多种病患，应排除可能影响血脂水平的因素。如甲状腺功能减退的患者常伴动脉粥样硬化，这时早期发现和及时治疗甲状腺功能障碍，可改善血脂异常。

要点三 剂量控制，关注肝肾功能。应用调脂药时，开始剂量宜小，慢慢地增加剂量，并定期检查肝肾功能，科学地调整用药剂量。

要点四 良好的生活方式，治疗才能事半功倍。血脂增高多与生活饮食习惯有关，因此培养良好的生活方式，对治疗血脂异常是非常关键的。当血脂增高，但还没有发现有其他心脑血管疾病时，可以先通过调整饮食习惯和改善生活方式的非药物手段来调整血脂。如低脂饮食，戒烟戒酒，坚持适量运动，减轻肥胖，保持积极乐观的生活态度等。若调脂无效，应考虑运用药物。

要点五 注意药物间相互作用，避免药源性伤害。许多老年患者接受调脂治疗的同时还需使用其他药物来治疗并存疾病，再加上老年人脏器功能有不同程度的退化（尤其是肝肾功能的退化），对药物的耐受力减弱，因此合用其他药物前，一定要弄清有没有药物相互作用，会不会加重毒副作用或者对身体造成损害，才可以使用。

要点六 注意药物不良反应，及时加以干预。许多调脂药容易形成胆结石，其中他汀类药又有横纹肌溶解症的副作用。老年人多存在不同程度的退行性关节、骨骼和肌肉病变，如骨关节炎、骨质增生等，这些病症表现与横纹肌溶解症类似，需要做一项肌酸激酶检查加以鉴别，这是非常有必要的。一旦发现不良反应，应及时加以干预。

要点七 胆固醇的调整要适度，过低同样存隐患。对老年人进行调脂治疗十分必要，然而，胆固醇并非降得越低越好。众所周知，糖尿病患者如把血糖降得过低，可能发生低血糖休克的危险。同样如把胆固醇降得很低一样有害。因为胆固醇是人体细胞的重要组成部分，人体内许多与生命密切相关的激素都是由胆固醇为原料生成，所以服用调脂药把胆固醇降得过低是很危险的。对老年人来讲，更应注意这一点。

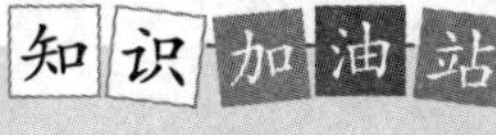

别让过低的胆固醇成了“催命符”

据报道，人到50岁以后，血中胆固醇水平越低，预期寿命越短；快速降低胆固醇可以使心脏病的死亡率急剧上升，老年人低胆固醇者死于心脏病比高胆固醇者多。因此，对于那些身体尚健而无冠心病的老年人不要进行调脂药物治疗，如已合并有冠心病者，可以适度调脂药物治疗，并辅以饮食治疗。对于冠心病危险性较低的患者，只宜采取饮食治疗和体育锻炼，而不宜使用调脂药物。

除了以上要点外，目前还存在着另外一个现实的问题，调脂药的治疗起效比较慢，价格又偏高，使得许多老人不坚持服药或者血脂降到正常值就随便停药。这样做是非常不科学的。

胃　病

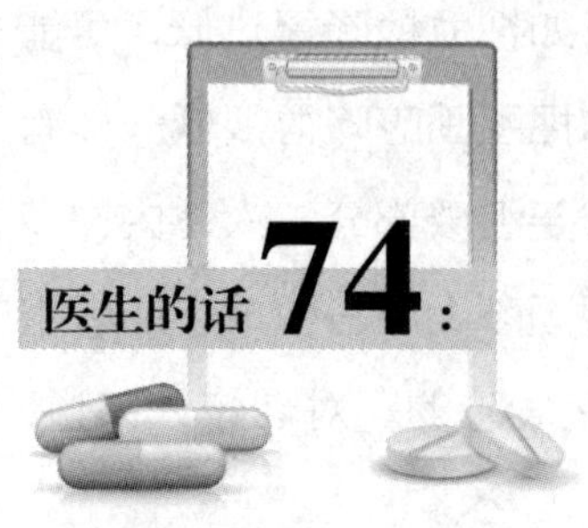

胃病用药品类多，作用机制各不同

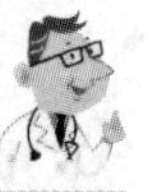

这里提及的胃病，主要是指胃炎、胃溃疡、十二指肠溃疡、胃酸过多等。面对品类繁多的胃病用药，了解必要的作用机制，既有利于患者更好地配合治疗，提高疗效，又可以在需要自购药品时正确选择。根据作用机制，这类药物主要包括降低胃酸的药物、根除幽门螺杆菌感染的药物和增强胃黏膜保护作用的药物。

降低胃酸药　包括抗酸药和抗分泌药两类，这类药物能中和胃酸、缓解疼痛、减少胃酸对溃疡面的刺激、降低胃蛋白酶的活性、促进溃疡愈合。

抗酸药与胃内盐酸作用形成盐和水，使胃酸降低，有碳酸氢钠、碳酸钙、氧化镁、氢氧化铝、三硅酸镁等。为了增加疗效并减少副作用，抗酸药多为复合制剂，这类药物有复方氢氧化铝片（胃舒平）、胃得乐、乐得胃、盖胃平、丽珠得乐等。它们进入人体后既能中和胃酸，又可在胃肠内形成一层保护膜，减少胃酸对胃黏膜的刺激，促进黏膜再生及组织愈合，适用于胃及十二指肠溃疡、胃炎和胃酸时临时服用，可缓解症状，服药者应少吃甜食并禁吃油煎食物。

抗分泌药物主要有组胺 H_2 受体拮抗剂和质子泵抑制剂两类。常用的 H_2 受体拮抗剂有雷尼替丁、法莫替丁和西咪替丁，主要用于治疗十二指肠溃疡、反流性食管炎及上消化道出血等。一般可在饭前或饭后立即服用，睡前需加服一次。由于此类药 80% 需经尿排出，因此严重肾病者禁用。目前用于临床的质子泵抑制剂有奥美拉唑、兰索拉唑、泮托拉唑和雷贝拉唑，具有亲脂性，容易穿透细胞壁，特别是兰索拉唑对幽门螺杆菌有抑制作用，可起到一箭双雕的效果。

抗幽门螺杆菌感染药　对幽门螺杆菌感染的治疗主要是应用具有杀菌作用的药物。清除指药物治疗结束时幽门螺杆菌消失，根除指药物治疗结束后至少 4 周无幽门螺杆菌复发。目前根除幽门螺杆菌感染的治疗方案有两大类，即以质子泵抑制剂为基础和以胶体铋为基础加 2 种抗菌药物的三联疗法。如：奥美拉唑 + 甲硝唑 + 克拉霉素，奥美拉唑 + 阿莫西林 + 克拉霉素，胶体铋 + 甲硝唑 + 阿莫西林等。

保护胃黏膜药物 已知胃黏膜保护作用的减弱是溃疡形成的重要因素，近年来的研究认为加强胃黏膜保护作用、促进黏膜的修复是治疗消化性溃疡的重要环节之一。如胶态次枸橼酸铋、前列腺素 E、硫糖铝、表皮生长因子、生长抑素等。

促进胃动力药物 在消化性溃疡病例中，如见有明显的恶心、呕吐和腹胀，实验室检查见有胃潴留、排空迟缓、胆汁反流或胃食管反流等表现，应同时给予促进胃动力药物。如甲氧氯普胺（灭吐灵，胃复安）、多潘立酮（吗叮林）等。

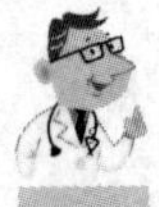

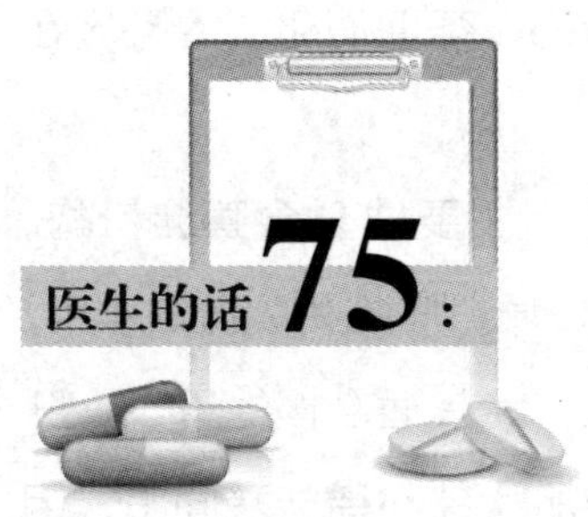

助消化药用对了，才有效

在正常情况下，人体能分泌胃酸和一些酶类来帮助消化。但是，如果胃肠功能紊乱，饮食失调，就会影响酶的分泌，引起消化不良。这时就需要服酶和酸类药物，以帮助消化。常用的消化药及其注意事项归纳如下。

胃蛋白酶　又称胃泌素。有消化蛋白质的作用，能将食物中的蛋白质变为蛋白胨，从而促进对蛋白质的消化。吃肉类、蛋类、豆类食物过多，若产生了消化不良、食欲不振和病后体弱、吃东西不香等，可服用胃蛋白酶。常与稀盐酸配成胃蛋白酶合剂服用，但不能和碳酸氢钠片同服（酸性环境中活性高且稳定，但遇碱则失效）。胃溃疡和肥厚性胃炎患者不宜服用。

淀粉酶　又名糖化素、淀粉酶素。有帮助胃肠消化淀粉类食物的功能。如吃米、馒头、面条、红薯、土豆等过多引起的消化不良，可服用淀粉酶以帮助消化。本品应在饭后服用。

胰酶　又名胰酵素、胰液素，主要成分含胰淀粉酶、胰蛋白酶和胰脂肪酶，有消化蛋白质，脂肪和淀粉的作用，常用于一般消化不良、食欲不振，尤其适合慢性胃炎、肝病和糖尿病患者的消化障碍。胰酶片禁与稀盐酸同服，因胰酶遇酸则被破坏而失效（这与胃蛋白酶刚好相反）。

多酶片　本品为复方制剂，含胰酶和胃蛋白酶。多酶片为肠溶衣与糖衣的双层包衣片，内层为胰酶，外层为胃蛋白酶。用于消化不良、食欲缺乏。铝制剂（如氢氧化铝凝胶）可能影响本品疗效，故不宜合用。

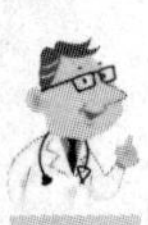

乳酶生片　又叫表飞鸣，是由活乳酸杆菌加适量淀粉压制而成的片剂。该药进入肠道后，能分解糖类生成乳酸，使肠内酸性增高，可抑制肠内病原菌的繁殖和肠内的物质发酵，减少肠内产生气体，从而可减轻腹胀，适用于消化不良、肠胀气及腹泻。特别对小儿消化不良性腹泻有较好效果。由于乳酶生片是活乳酸杆菌的干制剂，收敛吸附药，如铋剂、鞣酸蛋白片、药用炭片、蒙脱石散等能吸附、抑制活乳酸杆菌，抗菌药物可杀灭活乳酸杆菌，两者相遇，两败俱伤，药效都降低，所以，不宜与吸附剂、抗菌药物合用，必须用时应间隔 2~3 小时。

乳酸菌素片　乳酸菌素片在肠道形成保护层，阻止病原菌、病毒的侵袭；刺激肠道分泌抗体，提高肠道免疫力；选择性杀死肠道致病菌，保护促进有益菌的生长；调节肠黏膜电解质、水分平衡；促进胃液分泌，增强消化功能。用于肠内异常发酵、消化不良、肠炎和小儿腹泻。因本品与乳酶生一样，都是活菌制剂，故也不宜与吸附剂、抗菌药物合用。

干酵母片 又称食母生，是酵母菌的干燥菌体，为制啤酒时在发酵液中滤得的沉淀粉加入蔗糖制成。干酵母中含有维生素 B_1、维生素 B_2、维生素 B_6、维生素 B_{12}、叶酸、肌醇、蛋白质，以及消化酶、麦糖醇等，具有营养价值与医疗作用。适用于治疗食欲不振、消化不良及 B 族维生素缺乏症所引起的疾病，也可用于肝炎的辅助治疗。饭后嚼服。

稀盐酸 常用来治疗各种原因引起的胃酸缺乏症，如萎缩性胃炎、发酵性消化不良、恶性贫血、胃癌等；并可消除饭后胃部不适、腹胀、嗳气等症状。常与胃蛋白酶合用。服用稀盐酸后应马上漱口，以免酸蚀牙齿。胃溃疡、肥厚性胃炎和胃酸过多的患者不宜服用。

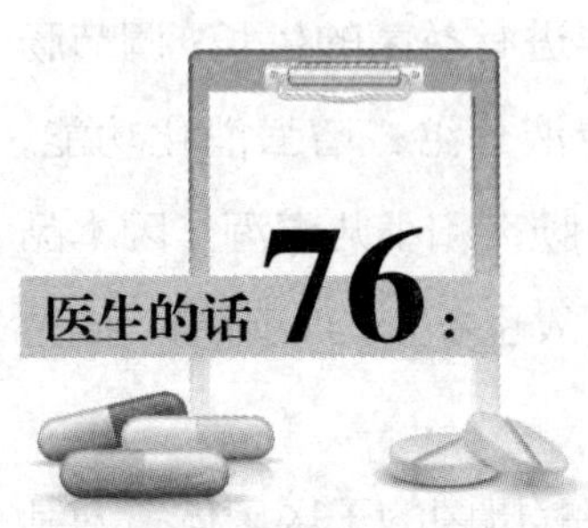

正确把握胃药的服用时机

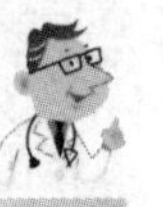

治疗胃病的药物种类较多，并且作用机制各有不同，因此不同的服药时间对药物的作用效果有较大影响。只有掌握了正确的服药方法，才能发挥药物的正常作用，反之则达不到有效的治疗效果。

下面谈一谈常用的五类胃病用药的正确服药方法。

抗酸药 治疗胃酸过多、胃溃疡、十二指肠溃疡病最常用的药物有碳酸氢钠（俗称小苏打）、氢氧化铝凝胶、碳酸钙、10% 氢氧化镁，以及复合制剂如胃舒平、盖胃平、胃必治、胃得乐（其中主要成份为抗酸剂）。

以上药物必须在餐后 1~1.5 小时服用，这样可维持缓冲作用长达 3~4 小时，如餐后立即服则药效只能维持 1 小时左右。另外如效果不明显时可增加服药次数而不必增加每次服药的剂量，睡前加服一次。如氢氧化铝凝胶每日 3 次，每次 10ml，如症状减轻不明显可改为每日 4 次，每次仍为 10ml。注意复方氢氧化铝片（胃舒平）、盖胃平为咀嚼剂，嚼碎后服下效果好。但因其作用时间短、副作用较多，近来临床应用较少。

抑酸药　如西咪替丁、雷尼替丁、法莫替丁、奥美拉唑、泮托拉唑等，对溃疡病特别是十二指肠溃疡有显著疗效。主要作用于胃的泌酸细胞而抑制胃酸分泌。虽然起效不如抗酸药快速，但是作用时间长、止痛作用强、副作用少，所以目前是作为治疗胃病的主要药物。

其中拉唑类药物的吸收，容易受到胃内食物的干扰，故在餐前空腹状态下服用。而其他药物在餐前、餐中、餐后服用均可。另外，如果是患者白天反酸、胃痛为甚，宜早晨服用；夜间痛明显或夜间反酸为甚，宜睡前服用，药物在十二指肠、小肠停留时间延长，吸收更完全。对于老年人，此药不宜长期服用，应在医生指导下，掌握正确的服药方法，才安全而有效。

抗幽门螺杆菌药　如质子泵抑制剂（奥美拉唑等），或胶体铋（丽珠得乐等），多与抗菌药物联合，因此，服用该类药物时就更有讲究，通常要遵循同用的抗菌药的用药规律。

例如，甲硝唑等应在餐后服用，以避免出现胃肠刺激症状，出现恶心、呕吐等胃部不适；食物会延缓克拉霉素的吸收，因此在餐前空腹服用效果最佳；而阿莫西林不受食物影响，服用时间无限制。

胃黏膜保护药 如蒙脱石散（思密达）、硫糖铝、枸橼酸铋钾（德诺）、米索前列醇等。

影响此类药物疗效的关键在于胃内药物的浓度，以及药物与胃黏膜接触的时间。如果胃里有食物，会降低药物浓度，减弱药效；而另一方面，食物能减慢胃排空药物的速度，延长药物与黏膜的接触时间，因此在两餐之间服用效果最佳。

促胃动力药 如多潘立酮（吗丁啉）、西沙必利、莫沙比利等。能增强胃肠道蠕动，对泛酸、嗳气和胃胀等有较好的疗效。

通常在餐前半小时服用，这样当进食时，血液中药物的浓度能恰好达到高峰，从而充分发挥药物作用。

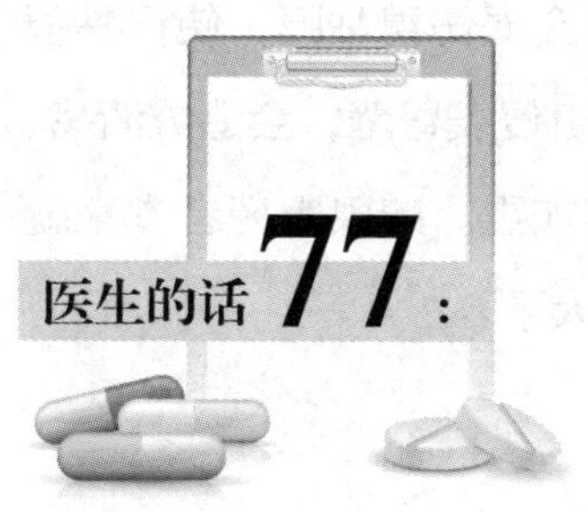

胃痛时请对止痛药说：NO

现代人生活紧张、压力大，再加上饮食不规律或者饮酒，很容易患上胃病，出现胃部疼痛等症状，特别是寒冷的冬季是胃病的高发期。疼痛来了，就马上想到得吃几粒止痛药，比如布洛芬（芬必得）、阿司匹林、索米痛片（去痛片）等，殊不知这样做不仅可能掩盖症状，不利于治疗，严重时还可以加重病情，甚至会发生胃穿孔、胃溃疡、胃出血等严重上消化道并发症。

止痛药不仅不能止痛，还会加重胃痛

止痛药的正规名称叫作“解热镇痛药、非甾体类抗炎药”，的确可以缓解发热性头痛、运动后肌肉疼痛等，但对胃部疼痛是无效的，而且它最常见的副作用之一就是胃肠道不适，因为药物中的主要成分会损伤胃黏膜，使胃黏膜失去保护，胃中的酸性消化液趁机侵袭胃壁，会造成溃疡、糜烂甚至导致胃穿孔、造成疼痛加重。如果服药者本来就患有胃病的话，那危险性也就更大了。

止痛药可能掩盖病情，导致病情恶化

人的腹腔里有很多重要器官，有时很难根据腹痛的部位，自行判断腹痛的真正原因。所谓的胃痛可能是胃有问题，也可能是胰腺炎、阑尾炎、胆囊炎甚至是肺炎、心绞痛的表现。没有经过详细的检查并不能弄清。如果盲目地服用止痛片，虽然服药后暂时感觉疼痛缓解了，可实际上腹腔内的病变在进一步恶化。即使去医院就诊，疼痛的部位、性质及规律已被止痛药暂时掩盖了，不利于医生观察病情、判断患病部位，可能会造成误诊。另外，服用止痛药后让患者暂时感觉不痛了，可实际上腹腔内的病变却可能在进一步恶化，比如阑尾炎、胆囊炎可能会坏死甚至穿孔，胰腺炎也可能会发展为坏死。

还需要提醒的是，即使是有老胃病的患者，出现胃痛时，也不可光凭经验自行服药，尤其是出现和往常不一样的症状时更要注意，最好先去医院检查再用药，防止病情恶化。新发病的患者，应先诊断清楚是何种原因导致胃部

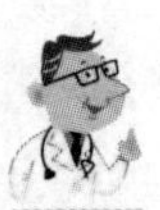

不适，再对症治疗。

胃药才是应对胃痛的良方

出现胃痛时，应该对症使用“胃药”。如果是胃痉挛引起的胃痛，表现为上腹部剧烈绞痛，有的合并呕吐，应及时采用解痉药，如莨菪片、颠茄片、消旋山莨菪碱片（654-2）等，以缓解胃部痉挛；如果是规律性上腹痛，进食后约1小时开始的疼痛，则可能是胃溃疡引起，应服用抑制胃酸类药物，如奥美拉唑、雷尼替丁等；如果合并有腹泻、呕吐等现象，则可能是急性胃肠炎造成的，可以服用保护胃黏膜的药物。

此外，有些胃痛是与精神因素密切相关，如生气、精神紧张、压力过大等，要注意调节心情，学会释放压力。有的人则属于胃寒，遇冷就胃痛，气温下降时要记得添加衣物、注意保暖。

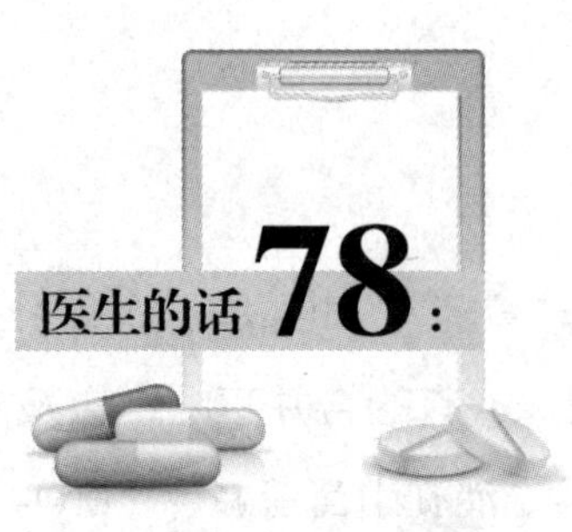

溃疡患者服用维生素C要谨慎

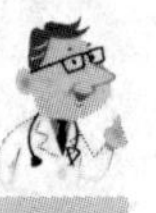

维生素C能增强免疫力，预防感冒，天气转凉时，很多人都会有意识地吃点维生素C。但**胃溃疡患者应注意，维生素C千万别和溃疡药同服，而应错开2个小时服用**。这是因为胃溃疡患者的胃酸较多，复方氢氧化铝片（胃舒平）、胃得乐等治疗溃疡的药物多是中和胃酸的，而口感酸酸甜甜的维生素C是酸性的，如果两者同时服用，自然会发生酸碱中和反应，使两种药物都失去了药效。

胃溃疡患者买药时最好看看说明书上的成分，如果含碳酸氢钠、碳酸镁等成分，一定要和维生素C错开2小时服用。因为这些药物经过2小时的代谢，已经完全被分解吸收，不会和维生素C发生反应，相互影响。

既然吃维生素C这么麻烦，胃溃疡患者干脆不吃，那多省事。这种想法又错了！我们每天的食物中虽含有维生素 C，但对胃溃疡患者却是个例外。因为，溃疡药物的碱性作用会影响维生素 C 的吸收，仅靠食物中的维生素 C 剂量是不够的，最好额外补充。

同时，维生素 C 还可以增强毛细血管弹性，促进溃疡面愈合。但长期大量服用可能会出现腹痛、腹泻、血尿、尿路结石等副作用。建议每日服用 100mg，服用 2 个月左右，要“歇一歇”，停服一段时间后再继续服用。

此外，溃疡患者在服用维生素 C 时，一定要先吃点东西“垫垫底”，一般饭后服用效果更好。需要注意的是，维生素 C 极易氧化，遇到铜离子，其氧化速度比平时快许多倍，而动物肝脏含有丰富的铜元素，因此最好别吃动物肝脏。

贫　血

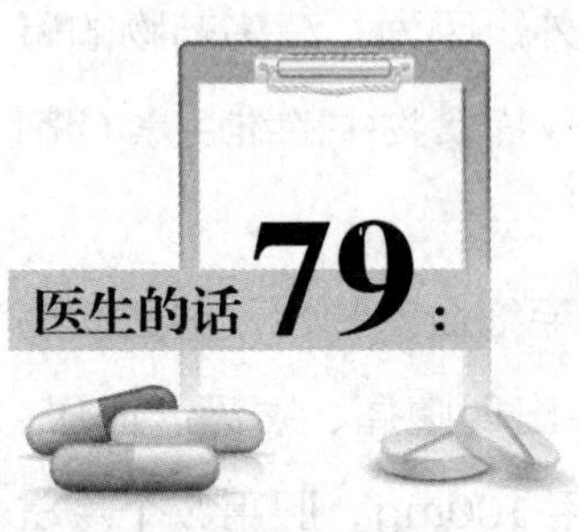

不同类型的贫血用药各不同

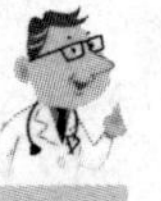

贫血，并不是一种独立的疾病名称，它是多种不同病因或疾病引起的一系列共同症状。造成贫血的原因很多，治疗也各不相同。各种治疗贫血药物的作用是不同的，一种抗贫血药只能对某一种类型的贫血起作用，而对其他类型的贫血则无效。若是没弄清楚贫血的原因就乱投药，不但造成药物浪费，不能治好贫血，甚至会延误正确的治疗，造成严重的后果，因此贫血患者一定要去医院进行仔细检查，找出引起贫血的原因，有针对性地进行治疗，不要自己乱用药物。

缺铁性贫血　正常人体是不易缺铁的，因为食物中含铁丰富，而且体内不断衰老破裂的红细胞所释放出的铁又可反复被机体所利用。但是在慢性失血（如钩虫并痔疮、慢性消耗性疾病如结核等)、胃肠道对铁的吸收功能不良(如胃酸缺乏)、机体对铁的需要量增加(如妊娠期妇女)和红细胞大量破坏(如疟疾)等情况下，往往引起铁的缺乏而致贫血。**铁剂是治疗这类贫血的有效药物，常用的有硫酸亚铁、枸橼酸铁铵、富马酸铁、琥珀酸亚铁、右旋糖酐铁等。**口服铁剂 1 周，血液中网织红细胞即可上升，10~14 天达高峰，2~4 周后血红蛋白明显增加。但达正常值常需 1~3 个月。为使体内铁贮存恢复正常，待血红蛋白正常后尚需减半量继续服药 2~3 个月。

巨幼细胞贫血　这类贫血是由于叶酸或维生素 B_{12} 缺乏所引起。食物中每天有 50~200μg 叶酸在十二指肠和空肠上段吸收，正常人每天需要叶酸约 50μg，一般来说不易造成缺乏。但由于某种原因致使体内叶酸贮量减少、摄入不足或需要明显增加时(妊娠期及婴幼儿)，常常造成叶酸缺乏，引发巨幼细胞贫血。**维生素 B_{12} 能帮助叶酸在体内循环利用**，而间接地促进脱氧核糖核酸的合成。故维生素 B_{12} 缺乏时亦可引起与叶酸缺乏相类似的巨幼细胞贫血(又称恶性贫血)。**对巨幼细胞贫血，口服一定量的叶酸即能生效，但对肝硬化或使用了叶酸对抗剂(甲氨蝶呤、乙胺嘧啶、甲氧苄啶等)所致的巨幼细胞贫血**，用叶酸治疗无效。因为此时体内的二氢叶酸还原酶缺乏或受到抑制，不能使叶酸转变成四氢叶酸而发挥效应，故**必须用其代用品——亚叶酸钙治疗才有效果。**

维生素 B_{12} 缺乏恶性贫血 对因维生素 B_{12} 缺乏引起的恶性贫血，**可肌内注射维生素 B_{12} 治疗**。单用叶酸仅能改善血象，对神经系统损害无能为力，故两药合用可起协同作用，疗效更高。

再生障碍性贫血 由于骨髓造血功能减退或衰竭而引起。血液中不仅红细胞减少，而且白细胞和血小板也减少。此类贫血，病因比较复杂，**一旦确诊目前主要采取免疫抑制治疗、对症支持治疗或造血干细胞移植**。

总之，治疗贫血，对症选药很重要，但必须强调：在对症治疗的同时必须积极寻找病因，再运用合理的药物治疗则能达到根治的目的。

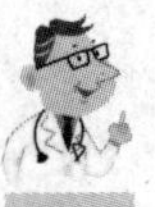

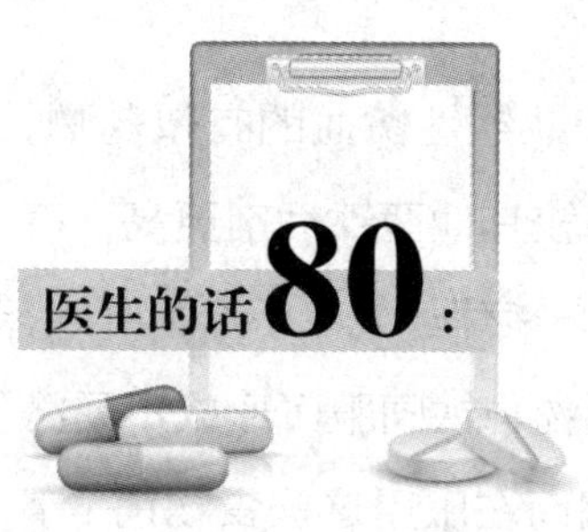

正确补铁才有效

铁是人体内具有重要生理作用的元素之一，多数与红细胞中的血红蛋白结合，成为血红蛋白的组成物质。红细胞在体内的主要生理功能是运输气体，血红蛋白是红细胞中的主要成分，铁是合成血红蛋白的主要原料，铁缺乏时，血红蛋白生成减少，运输氧的能力减低，引起不同程度的组织缺氧，产生贫血的症状和体征。使用铁剂进行治疗，常可获得满意的效果。常用的铁剂有硫酸亚铁、枸橼酸铁铵、富马酸铁、琥珀酸亚铁、右旋糖酐铁等。常见伴有的副作用是烧心、恶心、腹痛、腹泻或便秘，多为功能性，不需特殊治疗。

铁剂的疗效与饮食息息相关

口服铁剂价廉方便，是治疗缺铁性贫血的有效药物。硫酸亚铁最常应用，其铁吸收率较其他亚铁片剂更高，每日3次,每次0.3~0.6g,8~12周为一疗程。先以小剂量开始，以后逐渐加量。因某些药物、食物与铁同服可形成不易溶解的复合物而影响铁的吸收，因而在服用这些食物前1小时或食后2小时均不宜吞服硫酸亚铁。这些食物包括鸡蛋、奶制品、面包及其他谷类食物。如果服后恶心、胃痛较重，则可安排在饭后服用以减少胃肠道副作用，如患者感到恶心，可给甲氧氯普胺（胃复安）4~8mg，每天3次口服。如患者症状仍不缓解，可改服10%枸橼酸铁胺10~20mg，每天3次，饭中或饭后服，从小剂量开始。如调整药片服用时间后，仍有上腹部不适等胃肠道反应，可改服多糖铁复合物胶囊、琥珀酸亚铁片等。

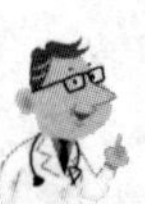

小细节帮你有效补铁

为促进铁吸收和减少副作用，需要注意以下几点：

补铁剂适合饭后服用。因为食物能延长铁剂在肠道内的停留时间，可使铁质充分被人体吸收，而且还可减轻对胃肠的刺激。

口服铁剂不宜合用抗酸药。如丙谷胺、西咪替丁、雷尼替丁等，**碱性药物也不宜**，如复方氢氧化铝片（胃舒平）、氨茶碱、氢氧化铝等，否则会影响铁质吸收。另外，四环素、氯霉素、阿托品、维生素 E、口服的避孕药等均不宜与铁剂合用。

宜同时服用维生素 C。**服用维生素 C 以**每日 3 次，每次 100mg 为宜。服药期间应多食用一些富含维生素 C 的水果、蔬菜，以促进铁的吸收。忌食花生、核桃、葵花子、浓茶、咖啡等，以免破坏铁剂的有效成分。

有些情况别紧张

服铁剂可引起黑便。在胃肠道内，铁剂与硫化氢结合会使大便颜色变成黑色，易被误以为上消化道出血而引起的黑便。患者应事先知道，避免不必要的惊慌。

服铁剂易导致便秘。因铁剂致肠蠕动减弱，故要求多吃富含纤维素的食物，如青菜等，以保持大便通畅。

甲状腺疾病

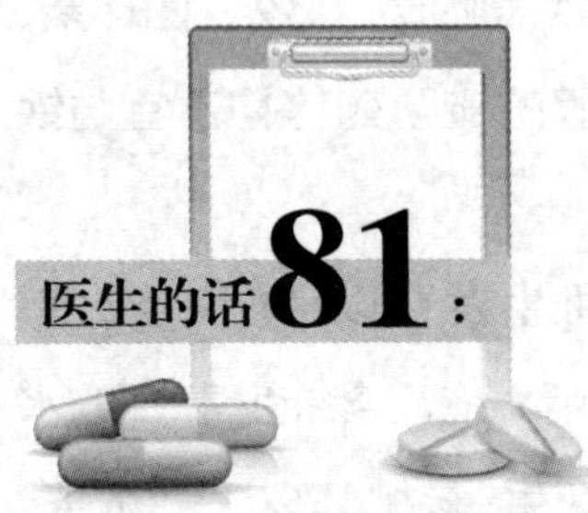

甲亢治疗中存在的那些常见误区

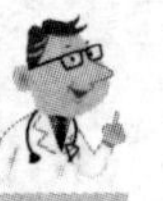

近年来甲亢的发病人群有所增长，而现实生活当中，很多患者并不了解该病的治疗原则与注意事项，甚至采取了一些对于身体有害的措施，下面就给大家讲解一下常见的治疗误区。

误食碘剂。有些人对甲亢的发病机制完全不了解，把甲亢病当作碘缺乏病，盲目大量食用海带、紫菜、碘盐等高碘食用品，造成治疗更为困难，加重病情反复。对于由于缺碘而引起的单纯性甲状腺肿，适当补充碘的确有较好的疗效。但对伴有甲亢的甲状腺疾病，却不适用。

见好停药。通常经过正规的用药，甲亢的病情都会得到控制，甲亢的表现也会消失，因此不少患者也在这个时候见好就马上停药，认为病都好了。其实，即使是连续用药 1~2 年，还会有 30%~40% 的患者复发。关于如何减少治疗后病情复发，就与服药时间的长短密切相关。因此，如果病情一旦好转就停止药物治疗，今后甲亢的复发就很难避免。

时断时续。药物发挥疗效主要取决于其血药浓度。如果不按时服药，达不到有效浓度，可能无法控制病情发展。有些甲亢患者不按医嘱服药，中断服药，造成药物的疗效不稳定，贻误病情。

药量偏小。有人害怕抗甲状腺药物会有毒副作用，以为小剂量比较安全。其实这样不但无效，反而贻误病情，甚至产生耐药性。

一成不变。常用的口服抗甲状腺药物，一般分为治疗阶段、还原阶段和维护阶段。不同的治疗阶段，使用抗甲状腺药物剂量和时间是不一样的。有些患者不了解抗甲状腺药物，在用药阶段一成不变按治疗阶段的剂量服药，容易导致过量，形成药物性甲减。

只用中药。有的患者认为西药有副作用，所以只用中药治疗。甲亢患者通常以西医治疗为主。治疗甲亢的化学药（西药）疗效确切，毒副作用较低，得到广大医生和患者的认可。在某些特殊的情况下，可考虑采用中西医结合的方法进行治疗。通常人们说中药没有毒副作用，这种理解是错误的。中药本身和西药一样，也有毒副作用，不正确的用药一样会导致用药的不良反应。所以患者只服用中药治疗甲亢而拒绝西药的做法是不科学的。

要求手术。约 50% 的患者停药后 1 年内复发，因此许多患者认为甲亢的药物治疗复发率较高，疗效不如甲状腺手术或同位素治疗，所以不愿意接受药物治疗，要求手术治疗。这种想法也是极其错误的。治疗甲亢有 3 种基本治疗方法：抗甲状腺药物治疗、放射性碘和手术治疗。各种治疗方法都有优缺点。但抗甲状腺药物治疗是唯一不损害甲状腺和周围组织的疗法，很少造成永久性的甲状腺功能减退。疗效肯定，对绝大多数患者有效。因此，大部分情况下，抗甲状腺药物治疗仍是首选治疗方法。

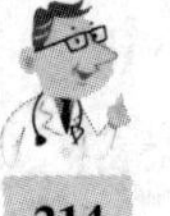

希望广大患者在治疗时一定要选择正确的治疗方式，不能让这些误区耽误了疾病的最佳治疗，导致病情越来越严重，带来其他不必要的损失。

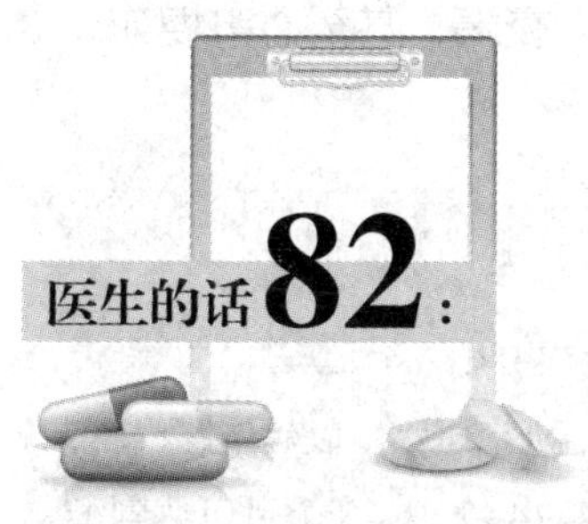

甲减患者甲状腺激素替代治疗要注意

甲减的治疗主要用甲状腺激素制剂替代治疗。之前有采用异体甲状腺移植方法来治疗甲减，但由于移植成活率低，并发症多，现在已不采用。甲状腺激素制剂容易得到，价格便宜，服法方便，治疗效果较好。但在甲状腺激素替代治疗中有的患者比较大意，出现这样或那样的问题，下面提几点请注意。

1. 因为**甲状腺制剂的替代治疗是终身的**，所以一旦中断治疗，甲减症状在一定时间内即可复发，因此要坚持终身服药，不可胡乱中断服药。

2. 甲减患者开始用甲状腺制剂治疗时，**应从小剂量用起，逐步增加至所需的合适剂量**。特别是老年人，病程长，病情重或有冠心病、心绞痛的患者，应从更小的剂量开始，且要更缓慢增量。否则代谢率突然升高，心脏负担加重，容易诱发心绞痛、心律失常、心力衰竭，甚至心肌梗死。

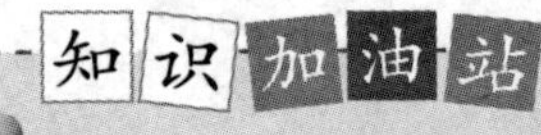

甲减用药从“小”开始

甲减病情越重病程越长，则开始剂量越小。以后逐渐增量，每 2~4 周增量一次，每次增量 1/2~1/4 片，2~3 个月可达到维持剂量，直至促甲状腺素和 T_4 恢复正常。对伴有心脏病的患者，或服药后心率明显增快的患者，在服用甲状腺激素制剂的同时可加服洋地黄或普萘洛尔（心得安）。

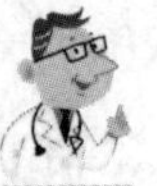

3. 当身体处于一些特殊状态时，常常需要增加甲状腺制剂替代剂量。如：**严重腹泻时要增加甲状腺制剂替代剂量**。严重腹泻使激素排泄增加，重吸收减少，所以替代剂量要增加。待腹泻好转后再减至维持量。**肾损害时要增加甲状腺制剂替代剂量**。因为肾功能损害时有大量蛋白尿，甲状腺激素会随结合蛋白一起排出，使血中甲状腺激素浓度降低，故治疗时要适当增加剂量。**在寒冷、手术、创伤等应激情况下，应加大甲状腺激素的用量**。

4. 当甲减合并严重精神症状时，治疗不可操之过急，要遵守医嘱。特别是锂盐治疗精神病时。

5. 甲减患者病情轻重不等，且对甲状腺激素的敏感性和需要量差异较大，故在治疗中甲状腺制剂的剂量大小和递增速度应个别化，不可自己胡乱用药，需在医生的指导下正确的使用。

6. 国内广泛使用的甲状腺片，是由动物甲状腺组织而来的生物制剂。此制剂含有的 T_3 和 T_4 因不同厂家、不同批号，甚至不同来源动物而有所差异。因此，**更换不同厂家或不同批号药物时，可能需要增减剂量**。另外要注意药品出厂期，不要使用过期、失效的药品。最好不更换药品生产厂家。

7. **切勿随便停药**。甲减的治疗原则上是替补性治疗，其原则是缺多少，补多少，不能多，不能少，逐渐到位，勤调整，终身服药。

8. **对长期服用药物的患者不需经常检查甲状腺激素**，每半年至 1 年检查一次就可以了。判断补充甲状腺激素制剂是否合适，主要是根据患者的症状、体征和甲状腺激素及促甲状腺素测定综合考虑，其中以促甲状腺素测定值最为可靠、准确。

9. 有些患者**以水肿是否消失作为甲状腺激素制剂补充是否合适的指标，这是不恰当的**。因为水肿的原因很多，也很常见；水肿本身又是一个主观的感觉，缺乏客观的诊断标准。有些患者为了治疗水肿，甲状腺激素制剂补充过量已经出现心动过速，甚至出现了甲亢的症状，T_3 和 T_4 明显升高，但水肿仍然存在。

其　他

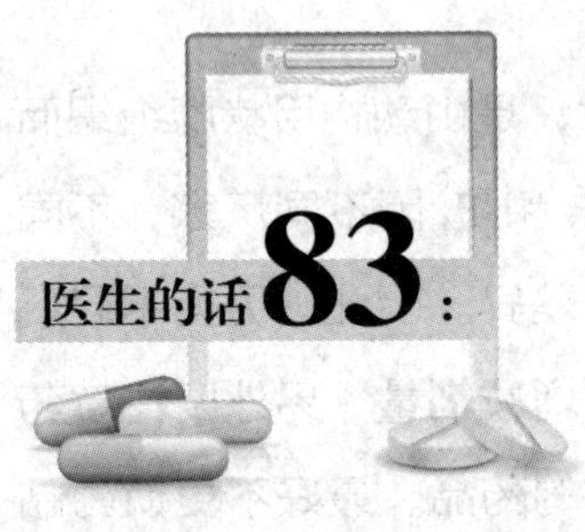

合理补钙防治骨质疏松

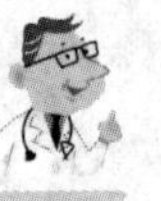

骨质疏松是中老年人尤其是女性最常见的骨骼疾病，是导致骨折的重要原因之一，随着我国步入老龄化社会，骨质疏松对大众健康的影响日益严重。生活中一旦发生骨质疏松，不但生活质量下降，而且还会出现各种合并症，甚至致残或致死。因此认识骨质疏松，合理补钙对降低骨质疏松危害是极其重要的。

盲目补钙隐患多

骨质疏松症主要原因就是缺钙，得了这种病的人，往往毫不犹豫地就开始寻找各种补钙的方法，但是如果方法不当，不仅起不到补钙的作用还会惹上其他疾病。

在生活中，盲目补钙的患者不在少数，有些人听说喝骨头汤能吸取骨髓中的钙，就每天喝大骨头汤或是吃根大棒骨。殊不知，大棒骨里没有多少钙，吸进去的全是胆固醇。用这种方法补钙是不科学的，不要补钙不成补出高血脂。

钙剂 + 维生素 D，补钙的基础方案

在治疗骨质疏松时，重点包括补充钙和维生素 D 的基础治疗，以及抑制骨吸收和促进骨形成的抗骨质疏松治疗。以此达到，增加骨骼中骨基质和骨矿物质的含量和减少骨质的分解，促进其合成的治疗骨质疏松的目的。

目前对于补充钙剂和维生素 D 在防治骨质疏松症中的地位基本达到国际共识，即对摄钙不足的人群补充钙剂和维生素 D 是有益的，是防治骨质疏松症的“基础措施”。

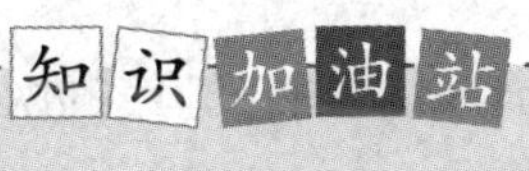

女性绝经后谨防骨质疏松

女性在绝经后体内的雌孕激素等会明显的下降，不注意补钙就有可能出现骨质疏松。大量观察性和临床试验研究表明，补充钙和（或）维生素 D 能减少绝经后妇女骨量丢失和发生摔倒的危险。

“基础措施”包括加强饮食、注重运动、接触阳光、避

免不良生活习惯，最重要的就是补充钙和维生素 D。我国营养学会推荐，成人每日钙摄入量 800mg（元素钙）是获得理想骨峰值，维护骨骼健康的适宜剂量，如果饮食中钙摄入不足可选用钙剂补充，绝经后妇女和老年人每日钙摄入推荐量为 1000mg。

钙不仅是维持骨健康的基本元素，也是参与全身多系统生理功能的重要物质。尽管单纯补充钙剂不是防治骨质疏松的全部措施，但的确是重要的基础措施。因此，钙不能不补，也不能滥补。科学合理地选择钙剂和补充钙剂，才能真正地做到既安全又受益。最好选择服用方便、便于携带、性价比高的钙剂，如钙尔奇 D、维 D 钙咀嚼片等同时含有钙和维生素 D 的口服制剂。

健康饮食和生活方式助力补钙

骨质疏松患者在药物治疗的同时，健康的饮食习惯和生活方式对预防和治疗骨质疏松也是至关重要的。

提倡均衡饮食，食物多样化，如想通过饮食补钙，在日常食物中，钙的来源以牛羊乳及乳制品为最好，不仅含量丰富，且吸收率高。已查明，虾头虾壳中含钙量很高，达 2000mg/100g，溶解度好，是一种生物蛋白钙晶体的理想补钙物，吃虾去壳是不科学的！含钙丰富的常用食物，除上述外还有豆类（黄豆、青豆、黑豆等及其制品）、核桃、芝麻、发菜、海带等。但食物中含的钙，多属于溶解的钙盐，不容易被吸收。主要是因为与谷类、菜肴同进餐时，谷物含有的植酸或肉类含有的脂酸，都会把钙变成不溶性的钙盐而无法被吸收。

要想通过食物真正能补到钙，就必须做到到户外进行力所能及的锻炼，使皮肤接受到阳光照射，这样才能够产生维生素 D，从而改善体内维生素 D 缺乏和不足的状态，有利于钙的吸收。

此外，骨密度的峰值一般在人 35 岁时达到，如果在 35 岁以前让骨骼最大限度地储存更多的钙，可以为中年后减缓骨量丢失速度打下良好基础。吸烟、酗酒、高盐饮食、喝大量的咖啡、久坐等均是骨质疏松症的危险因素，要尽量避免。

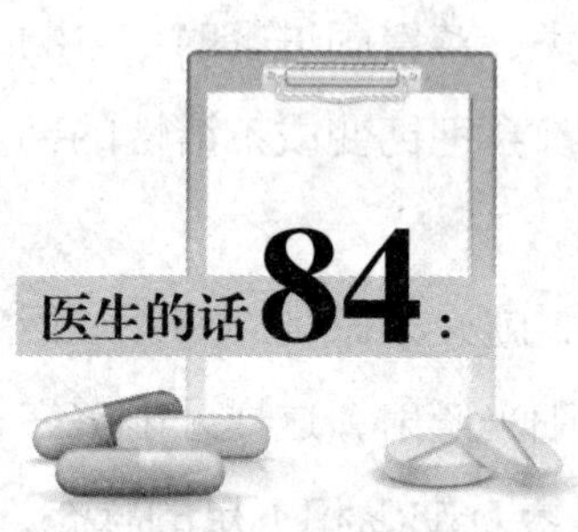

合理用药缓解晚期癌痛

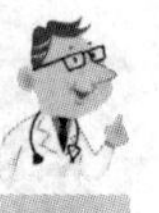

癌症疼痛是癌症患者最常见的症状，也是影响癌症患者生活质量的主要原因。有数据显示，在我国，晚期癌症患者的疼痛发生率为60%~80%，其中约有四成患者为严重疼痛。也就是说，我国每天约有上百万的癌症患者在日夜遭受着癌痛的残酷折磨。其中，仅有30%的患者能有机会得到有效缓解。大部分癌痛患者对癌痛治疗都存在着认识上的误区，认为服用麻醉性镇痛药会成瘾，或者认为“反正治不好，就忍一忍吧”。

治疗癌症疼痛最常用也是最基本的方法就是药物疗法。据世界卫生组织显示，正确使用止痛药物（即正确的药物、正确的剂量、正确的给药方式和时间间隔）可使90%的癌症患者疼痛得到缓解，并可使80%~90%的癌症患者完全无痛。药物疗法的疗效确切、显效快、安全、经济。

世界卫生组织癌痛治疗专家委员会提出了简便易行，具有广泛指导意义的镇痛药临床应用 5 项基本原则：按阶梯、按时、个体化给药、尽可能口服给药和其他注意的具体细节问题。

按阶梯给药

按阶梯给药是由弱到强，逐渐加量，有规律地按时用药。坚持个体化原则即不受所谓的“极量”限制，而以达到有效镇痛为目的。如不能口服应考虑直肠或经皮下给药。

第一阶梯为非阿片类止痛药，其代表药物为阿司匹林、吲哚美辛（消炎痛）、布洛芬和对乙酰氨基酚（扑热息痛）等，适用于轻度疼痛的患者。由于此类药物剂量增加其毒性也加重，所以用了一段时间疼痛仍持续存在时，应加用或改用第二阶梯药物。

第二阶梯药物为弱阿片类镇痛药，代表药物为可待因、布桂嗪（强痛定）、羟考酮、曲马多和右丙氧芬等，主要适用于第一阶梯用药后仍有疼痛的患者，可待因、右丙氧芬与解热镇痛抗炎药组成的复方制剂，如氨芬待因、安度芬、丙氧胺酚等可单独用于中度疼痛患者的止痛。

第三阶梯用药为强效阿片类镇痛药，代表药物为吗啡缓释片、芬太尼贴剂和丁丙诺啡舌下片或透皮贴剂等。这类药物主要适用于重度疼痛和应用了第二阶梯药物后疼痛仍持续存在的患者。

按时给药

按时给药应当是有规律地按药物的作用时间给药，如吗啡缓释片每 12 小时给药一次，就是到 12 小时就给药。而不是患者疼痛时“按需”给药，不痛时不用药。要对患者进行宣教，使他们纠正“有症状才用药”的习惯。

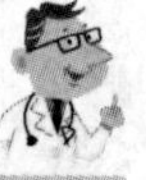

正确选择止痛药物

有些患者家属，一看到患者疼痛就要求医生给打杜冷丁（盐酸哌替啶），认为杜冷丁止痛好。殊不知，世界卫生组织提倡用吗啡，而不主张用杜冷丁。因杜冷丁的止痛作用为吗啡的 1/8，止痛时间只能维持两个半小时至三个半小时。该药在体内代谢为去甲哌替啶，它有中枢神经毒作用，癌症患者在大剂量用此药后必然会造成积聚，出现中毒，可出现震颤、幻觉、抽搐、肌阵挛和癫痫发作。因此，杜冷丁只可用于短时的急性疼痛止痛。长期使用二氢埃托啡可导致明显的精神依赖及躯体依赖，也不主张用于癌痛的常规治疗。

科学对待止痛药的成瘾问题

在癌症止痛中，不少患者担心应用阿片类会出现成瘾，其实这种担心是不必要的。所谓成瘾是指精神依赖，这时患者会不由自主地和不择手段地渴望得到药物，常常以损害身体和家庭幸福为代价而寻求药物。有一项对 10 000 名应用阿片类止痛的癌症患者的调查表明，在这些患者中没有一位出现精神依赖。另一项对 11 882 位应用阿片类止痛的癌症患者的调查显示，仅有 4 位患者出现精神依赖。因此患者不必顾虑成瘾问题。在应用阿片类药物时出现生理依赖和耐受性是正常的药理学现象，不应影响药物的继续使用。

根据专业医生意见应对不良反应

由于止痛药使用时，会发生一定的药物毒性反应，也需要辅助用药对症处理。阿片类药物的不良反应多发生在用药初期，表现为便秘、恶心呕吐及嗜睡等症状，给予缓泻剂、止吐及兴奋剂处理后可好转。便秘在老年人中普遍存在，通常可预防性地给予适当番泻叶、麻仁丸、麻仁软胶囊等。非阿片类药物的不良反应多因长期用药后产生的累计毒性反应，表现为消化道溃疡、血小板功能异常和对肝脏的损伤，因此虽然患者多可在药房自行购买使用此类药物，但切记需限制用药剂量，使用时应咨询专业医生。

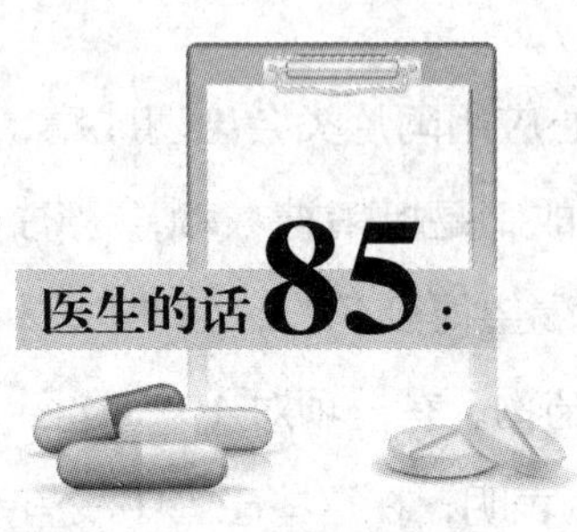

合理用药促进红眼病早愈

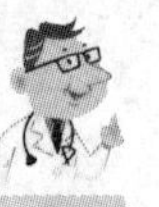

细菌感染引起的急性卡他性结膜炎俗称“红眼病”。多见于春秋季节，散发或流行于小学、幼儿园、托儿所等集体生活场所。发病急，多双眼发病，显著的结膜充血，有黏液性或脓性分泌物。

致病菌最常见为肺炎双球菌、科-威菌、流行性感冒杆菌和葡萄球菌等。偶可见由奈瑟脑膜炎球菌引起，称超急性化脓性结膜炎，此病处理不当会引起脑膜炎。

此病潜伏期1~3天，急性发病，两眼同时或先后相隔1~2天发病。自觉流泪、异物感、灼热感。检查可见眼睑肿胀，结膜充血，以穹窿部和睑结膜最为显著，结膜表面可有脓性分泌物。

由于分泌物多，常使上下睫毛粘在一起，早晨起床睁眼困难。在患眼分泌物较多时，宜用适当的冲洗剂如生理盐水或 3% 硼酸水冲洗结膜囊。

根据检查出的菌种选择最有效的抗生素眼药水，睡前涂抗生素眼膏。细菌性结膜炎虽然常为自限性，但用适当的抗生素，可以缩短病程。并发角膜炎应按角膜炎原则处理。局部常用的滴眼液有氯霉素滴眼液、新霉素滴眼液、利福平滴眼液，每日 3~5 次；常用眼药膏有氯霉素眼膏、红霉素眼膏、四环素眼膏、金霉素眼膏、多黏菌素眼膏等，宜在睡前使用。

要预防此病，需注意消毒患者用过的洗脸用具、手帕及治疗使用过的医疗器皿。急性期患者应隔离，防止传染。医护人员在接触患者之后必须洗手消毒以防交叉感染。

对红眼病也可采用中医治疗，中医称本病为暴风客热或天行赤眼，一般为外感风热邪毒所致，故宜驱风散邪，清热解毒，常用泻肺饮和银翘解毒丸。当炎症控制后，为预防复发，仍需点滴眼液 1 周左右，或应用收敛剂，如 0.25% 硫酸锌滴眼液，每日 2~3 次，以改善充血状态，预防复发。

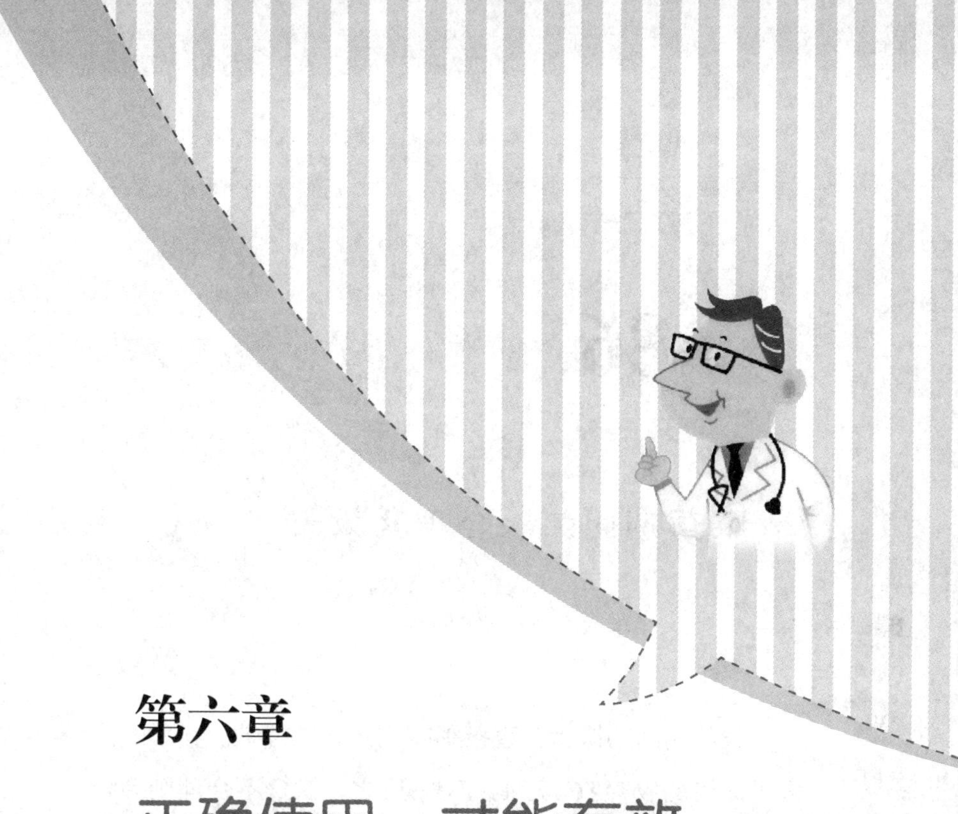

第六章

正确使用，才能有效

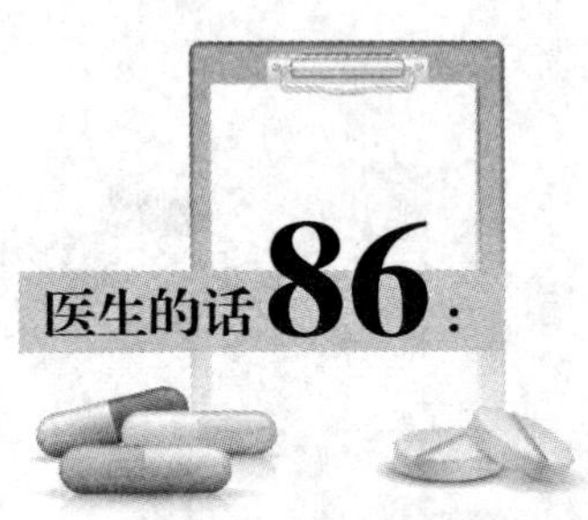

服药期间配餐合理药效好

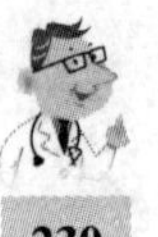

服药期间的饮食会直接影响到药物的疗效。科学的饮食可促进药物吸收，增强疗效；反之，饮食不合理则会降低药效，甚至产生毒副作用。

合理配餐，增进药效

1. 服用铁剂（如硫酸亚铁）时，应食用富含维生素C的蔬菜及水果，如茄子、西红柿、西瓜等，以增加铁盐的溶解度，促进人体对铁质的吸收。

2. 服用驱虫药后，应多吃含纤维素多的蔬菜，如萝卜、地瓜、莴苣、豆芽类、叶菜类、海菜类等，以增强肠蠕动，促使虫体排出。

3. 服用含有维生素D的药物（如鱼肝油丸、滴剂）时，如应多吃含钙剂的食物，如牛奶、乳制品、豆制品、海菜类。还应多食含磷较多的食品，如花生米、核桃仁、水产品等，以增强药物的疗效。

4. 服用维生素A期间，应进食脂肪类食物，如肉、鱼等，并且应饭后服用，以促进药物的吸收，增强疗效。

5. 服用苯巴比妥、苯妥英钠期间，应多吃含维生素D的食物，如牛奶、鸡蛋、动物肝脏等，同时，还应适当多吃些钙质丰富的食品。

6. 服用氢氯噻嗪（双氢克尿噻）等排钾利尿药物时，要多吃含钾丰富的食物，如番茄、橘子、西瓜、杏脯、梅脯、无花果、葡萄干、香蕉、土豆和山芋等，以补充体内丢失的钾。

7. 服用呋喃妥因、乌洛托品治疗泌尿道感染时，应多吃偏酸的食物，如肉、鱼、鸡、玉米、面包等，用以提高尿液内的药物浓度，增强药物的效果。

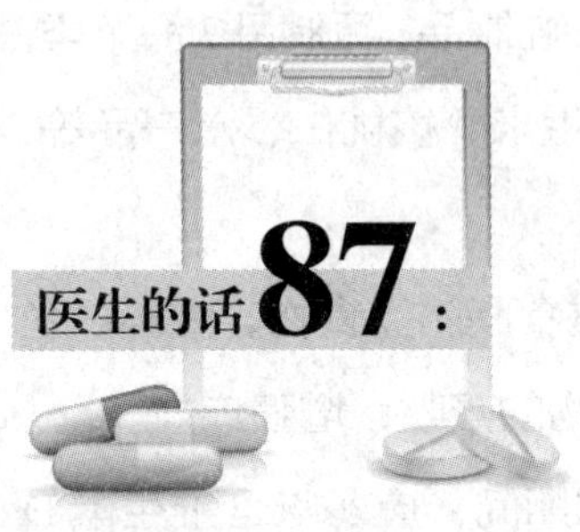

医生的话87：

非处方药用对了，才安全有效

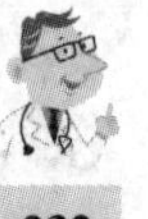

虽然非处方药较处方药安全，但并不意味着非处方药可以随意使用。使用非处方药应注意以下问题：

判断疾病。用药前应通过自身或相关渠道对自身疾病作出初步判断，确定可否使用非处方药进行药疗。可通过阅读医药手册和相关报刊，获得有关药品和自我保健知识，或通过咨询药品销售人员，以获得具备对自身症状进行自我判断的能力。如病因不明或病情较重或合并多种疾病的，不宜擅自使用非处方药药疗。

仔细阅读药品说明书。药品说明书是附在药品包装内的必备文件，用于指导患者用药。药品包装及说明书上应印有批准文号、药品名称、主要成分、药理作用、适应证、用法用量、不良反应、禁忌证、注意事项及药品生产日期、有效期、贮存条件等。患者应根据药品说明书结合自身症状决定是否应该使用该药，并按说明书要求保存药品。确保自身使用的药品安全，以确定最好的效果，避免产生不必要的毒副反应，甚至危及生命。

准确用药。选用有国家统一标识的非处方药。遵照药品说明书，结合自己的性别、年龄、体重等因素掌握用法、用量、次数及疗程，尤其是药量。用量不足，起不到应有的效果，用量过大，又会增加毒副反应，乃至中毒。

避免联合用药。有些人用药存在贪多心理，认为用药越多越保险，殊不知许多药物之间有配伍禁忌，合用时不仅会降低疗效，而且能增加毒副作用，联合的药品越多，毒副作用的发生率越高，后果也越严重。

注意疗效及不良反应。任何药品都有毒副作用，非处方药应用安全是相对处方药而言的。所以在使用时，既要观察有没有疗效，也要防范不良反应的发生。使用非处方药一段时间（一般为 3~7 天）后，症状未见缓解或减轻，应及时去医院诊治，以免延误病情。

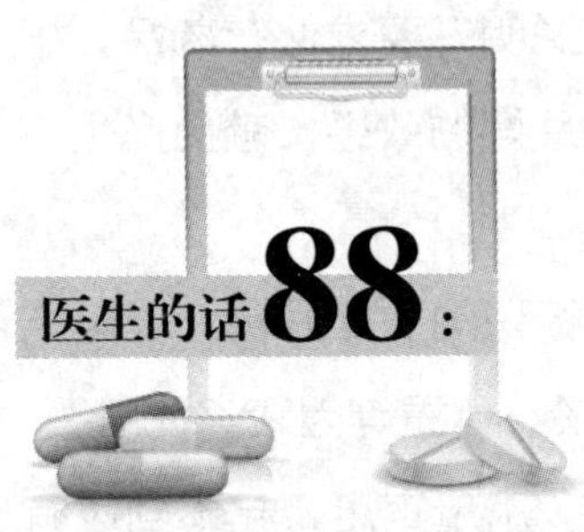

合理使用高锰酸钾冲洗外阴

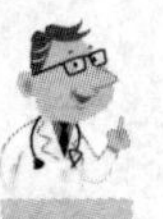

高锰酸钾又叫过锰酸钾、灰锰氧、PP 粉，外观呈黑紫色固体小颗粒，易溶于水，水溶液为玫瑰红色。它是一种强氧化剂，其水溶液具有较好的杀菌作用，特别对阴道以及其他部位的厌氧菌灭杀效果最佳。

用高锰酸钾按照一定的比例兑水可配成高锰酸钾溶液。0.01% 的高锰酸钾水溶液可以用于阴道冲洗；0.02% 的水溶液用于坐浴，治疗白带过多；蜜月之中，用 0.05% 的水溶液清洗外阴，可预防泌尿系统感染；用 0.1% 的水溶液坐盆浸泡，可止痒止痛、防止感染，促进脱出的痔核复位。合理使用高锰酸钾水溶液冲洗外阴应做到以下几点：

掌握药物浓度。外用冲洗或坐浴治疗外阴、阴道、尿道、肛门等部位炎症时，必须掌握好其配制浓度。正确的做法是：

用 1g 高锰酸钾配 5000ml 水，同时要搅拌均匀。肉眼观察为粉红色即可使用。

要做到现配现用。由于高锰酸钾在长时间放置或温度过高的情况下会发生氧化还原反应，形成二氧化锰物质而失效。所以，高锰酸钾一定要用凉水或稍温的水随配随用。

不要盲目滥用。高锰酸钾是一种外用消毒剂，临床上常用它冲洗或坐浴治疗女性外阴、阴道、尿道、肛门等部位的炎症。如果没有炎症，仅把它作为一种清洁剂来长期盲目滥用，那就大错特错了，还会引起不良后果。

需指出的是，有的阴道炎可以使用高锰酸钾溶液，而有的阴道炎却不能使用此溶液。凡是由葡萄球菌、链球菌、大肠埃希菌、变形杆菌等细菌感染引起的阴道炎，都可以用高锰酸钾溶液进行辅助治疗。因为这些病原微生物容易被高锰酸钾溶液杀灭。而**真菌性阴道炎不宜使用高锰酸钾溶液治疗，否则不但不能抑制真菌的生长，反而会使病情加重**。

因此，妇女使用高锰酸钾应当慎重，最好在医师指导下使用，不要一发现外阴或阴道发炎，就马上用高锰酸钾水溶液坐浴，而是应当确诊属于哪种类型的阴道炎。此外，也不要长期使用高锰酸钾，以免阴道里的菌群紊乱。使用高锰酸钾还应注意，由于高锰酸钾放出氧的速度慢，浸泡时间一定要达到 5 分钟才能杀死细菌。另外，对于使用后在皮肤上遗留下来的褐色斑，可用双氧水或草酸溶液擦拭褪去。

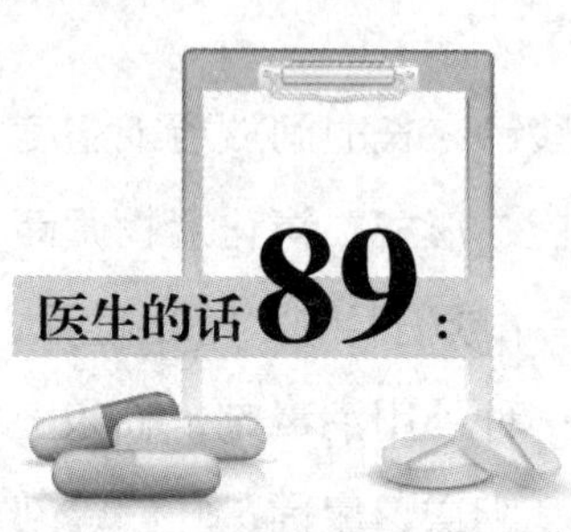

滴耳剂使用方法很重要

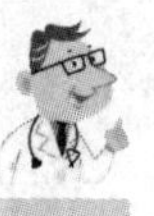

滴耳剂是指将药物加入适宜于耳腔的溶媒中所制成的供滴入耳腔内的外用液体制剂。滴耳剂主要是治疗化脓性中耳炎（耳流脓）、外耳道炎、软化耵聍（耳垢）等。这些疾病局部用药，使病变部位直接接触药物，以利于发挥最大药效。

正确使用滴耳剂，治疗成功的第一步

正确使用滴耳剂是使治疗效果成功的第一步，下面谈谈怎样使用滴耳剂。

1. 患者侧卧，患耳向上，先用棉签擦净耳内分泌物，以利于药液接触并渗透进组织发挥作用。

2. 一手轻轻向后上方牵拉耳廓，儿童须向下方牵拉，就能将耳道拉直，另一手持药瓶向耳内滴药，一般每次2~3 滴或遵医嘱，药液应沿外耳道后壁滴入，使其慢慢流入外耳道底部，以减少刺激。

3. 软化耵聍时，患者取侧卧位，患耳向上，滴药后让药液充满耳道浸泡耵聍 5~10 分钟再起身。连续 3 天，即可冲洗去除耵聍。

4. 如果是中耳炎鼓膜穿孔患者，滴药前应彻底清洗外耳道的脓液及分泌物，可用 3% 过氧化氢溶液（双氧水）清洗，然后用消毒棉签拭净外耳道的脓液，再用上述方法使用滴耳剂。滴药时使药液沿外耳道壁缓慢流入耳内，滴药后应保持原体位 3~5 分钟，并用手指轻轻压耳屏数次，使药液经鼓膜穿孔处流入中耳。尽量不要使用有色滴耳液，以免有色液体使鼓膜模糊，影响医生检查。

滴耳剂用药小贴士

对于外伤性鼓膜穿孔急性期患者，禁止任何水样液体滴耳，以免影响鼓膜创口的愈合。

外耳道炎和耳道真菌病患者，应找专科医生检查，取外耳道分泌物做细菌培养和药敏实验，根据检验结果选择合适的药物，做到对症用药。

婴幼儿禁用氨基糖苷类抗生素滴耳液，如硫酸链霉素滴耳液，因为这类药物作用于中耳局部可引起内耳中毒，造成不可逆转的损伤，影响婴幼儿的听力。

滴耳液一般要求存放在低温阴凉处。使用前应将药瓶放在手心暖一会儿，或放在热水杯旁边 10 分钟左右，使药液温度与人体体温尽量接近，以免温度过低刺激内耳前庭器官引起眩晕、恶心等不良反应。但不能将药液直接加温，以免温度过高破坏药效。

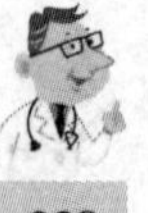

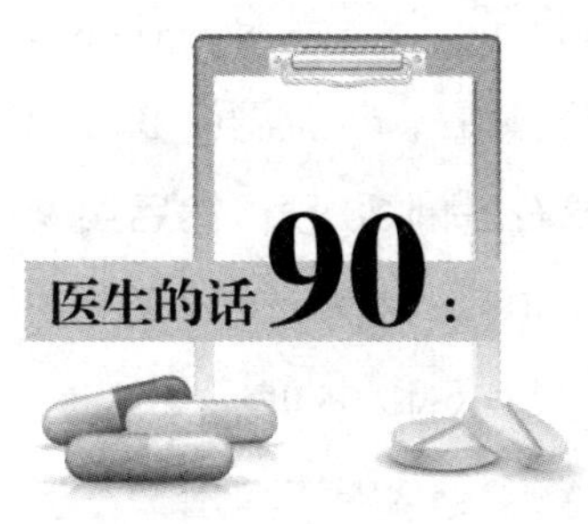

滴鼻剂那些不能忽视的用药细节

鼻部是呼吸系统的最前哨，无论感冒或鼻炎都可能造成鼻的嗅觉迟钝，鼻塞导致头痛等不良反应，而鼻内滴药是治疗鼻部疾患的主要措施。

正确的滴鼻方法分几步?

下面谈谈正确的滴鼻方法。

用滴鼻剂前要把鼻涕尽量擤干净，如果鼻腔有干痂，可用温盐水清洗鼻腔，待干痂变软取出后再滴药。

滴药时需取鼻部低于口和咽部的位置：患者仰卧于床上，头向后伸或肩上垫一个软枕，也可将头悬垂于床缘外或座位，头尽量后仰，使鼻孔垂直朝上。

滴药时可将药液顺着鼻孔一侧慢慢流下，让鼻腔侧壁起缓冲作用，以免药液直接流入咽部而味苦难忍。滴药后轻按两侧鼻翼两三下，使药液布满鼻腔，一般滴鼻液每侧鼻孔滴 2~3 滴，30 秒后头向左或右各偏 30 秒，然后头恢复原位维持 30 秒，最后坐起将头前低，这样可使滴入的药液充分分布整个鼻腔。一般滴药后半小时内不要擤鼻涕。

药液如为喷剂，采用坐位，鼻涕尽量擤干净后，左手持药瓶，将喷嘴放入右侧鼻孔，喷嘴方向对着右眼外角，使药液喷到鼻腔外侧鼻即可。

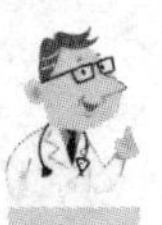

有些注意，不可不知

滴药前应仔细阅读药品说明书，婴幼儿尽量不用滴鼻液，因为婴幼儿的鼻黏膜很娇嫩，用滴鼻液会刺激鼻黏膜，影响其发育；部分滴鼻剂含有鼻黏膜血管收缩剂，如麻黄碱滴鼻液、萘甲唑啉滴鼻液，儿童和患高血压的老年人慎用，有萎缩性鼻炎者禁用。鼻黏膜干燥引起的鼻出血，可用复方薄荷滴鼻剂，滴药时将药液顺着鼻孔内侧慢慢流下，以起到润滑鼻中隔黏膜的作用。

值得注意的是，各种各样的滴鼻液都不宜长期使用，以免产生依赖性，造成药物性鼻炎。如果多次用滴鼻液不起作用，应及时找专科医生检查和治疗，以免耽误病情。

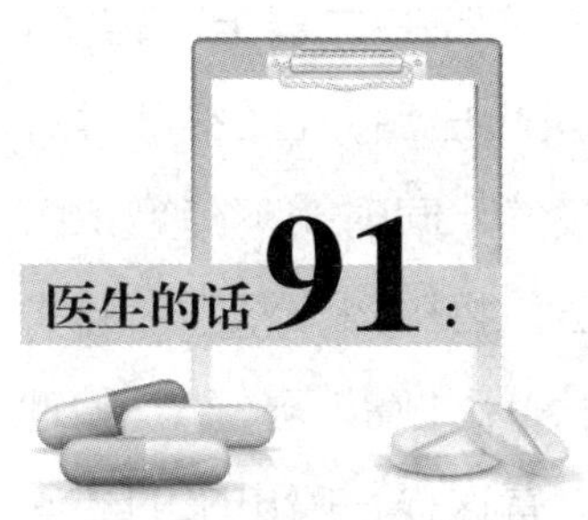

气雾剂不起效，常常是使用方法有问题

气雾剂由于其起效快速、不良反应小、体积小巧、便于携带等优点，而在临床上应用越来越多。但也有不少患者抱怨用了不起效。其实气雾剂的使用方法正确与否，与治疗效果有直接关系。患者如果采用不正确的方法，就达不到应有的治疗效果。有的哮喘患者把药拿回，盖子没有打开，就直接喷药。有的患者还没有把气雾剂放到嘴边，就开始喷药，使药物不能充分吸入到呼吸道里。

掌握气雾剂使用要领不容易

如使用气雾剂，如沙丁胺醇（喘乐宁）、特布他林（喘康速）、异丙托溴铵（爱全乐）、倍氯米松（必可酮）等，先将气雾剂上下摇动数次，然后拿掉开口器上的盖子，深呼吸几次，将肺里的气体尽量吐出后，含住开口器，用口唇包住整个开口，用力深吸气，同时按下药罐上的按钮，这时罐中的药物会被喷出，将药物深深吸入肺中直到吸不动为止。将气雾剂拿开，闭住嘴，屏气 10 秒钟后，缓缓将气体从鼻子呼出。只有这样，喷出来的药雾才会随着吸气的气流一直进入到气管和支气管，最后到达病变部位。

有些患者因为处在发作期，呼吸短促无法屏气或深呼吸，可以量力而行，尽量放松呼吸。即使一开始配合上不太理想也不用着急，完全可以通过多次练习，达到最佳的吸入效果。

特别提醒的是，喷完雾以后的憋气动作一定不能省。憋 10 秒左右，然后再呼出气。这样就会使药物最大限度地沉淀在气管和支气管里，从而达到良好的治疗效果。如果患者没有憋气，那么，喷进的药马上会随着呼气从口腔中呼出，这样就很难保证治疗效果了。

简单归纳起来正确使用气雾剂的方法：

摇匀—打开盖子—深呼气—嘴唇包严喷嘴—深吸气同时喷药—憋气 10 秒钟。只要患者正确掌握了气雾剂的使用方法，坚持治疗，大多数患者都会取得较好的疗效。

但据统计，有 10% 的患者可能始终无法学会使用，这也不必着急，可以购买储雾罐，或改用干粉剂，就不必烦恼吸气和手按药罐配合不同步的问题了。

气雾剂使用小贴士

常用的气雾剂有沙丁胺醇（喘乐宁）、特布他林（喘康速）、异丙托溴铵（爱全乐）、倍氯米松（必可酮）、布地奈德（英福美）等，五花八门，而且有时医生会开好几种，使用起来的确有些搞不清。

就拿几个常用的来说吧，喘乐宁和喘康速一般不宜同时使用，因为这两种气雾剂作用基本相似，多数用于气喘急性发作时救急的，平时可以放在衣服口袋里或背包里随身备用。这种气雾剂在气喘发作严重时，可以反复使用，每次间隔 20 分钟，如果这样使用了 4 次仍然不能解决问题，那就需要到医院去了。

爱全乐在慢性支气管炎、肺气肿患者中用得比较多，可以作为一种长期使用的、减少症状的药物。

必可酮和英福美是激素气雾剂，一般在哮喘和部分慢性支气管炎、肺气肿患者中使用，由于药物在咽喉处会发生沉积，因此激素气雾剂用过后必须漱口，否则容易出现咽喉炎，甚至引起真菌感染。

如果需要这几种药物联合应用时，一般首先用喘乐宁（或喘康速），15 分钟后喷用爱全乐，再隔 15 分钟使用激素气雾剂，然后刷牙漱口，可以达到比较好的效果。

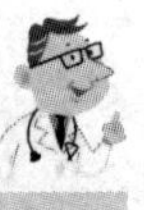

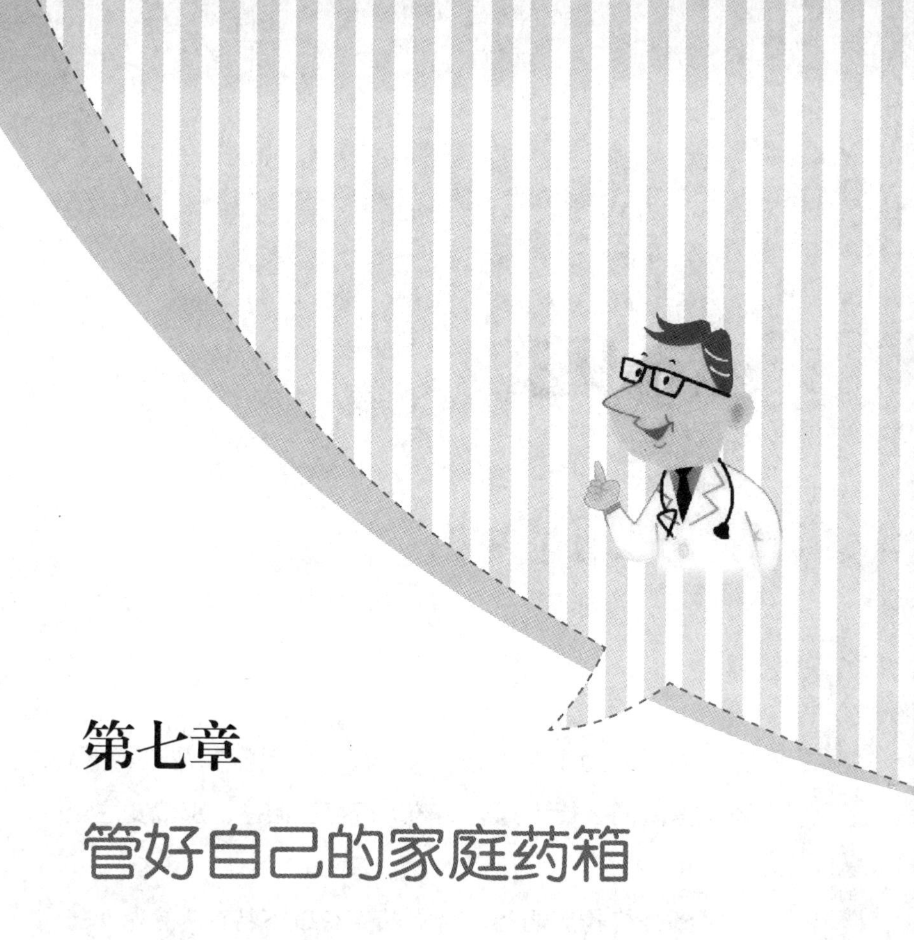

第七章

管好自己的家庭药箱

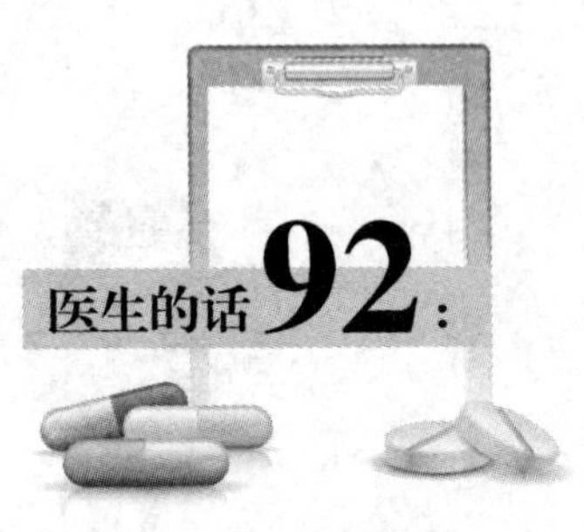

自己购药须谨慎

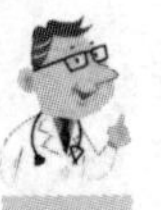

如果你为了省时、省事，患“小毛病”及“老毛病”不上医院而去街上药店买药进行自己治疗，那就要注意以下几点：

到合格药店购药。合格药店有以下特征：首先，药店店堂明显处应悬挂“二证一照”（即《药品经营企业许可证》、《执业药师资格证》和《工商营业执照》）。其次，合格药店应有所在省（自治区、直辖市）医药管理部门统一颁发的“绿十字”标志。

购者自身应具备一定的医学保健常识。应对症买药，购药前必须根据病情对症购药。对自己拿不准的疾病，尤其是可能有并发症的情况，就应及时到医院就诊，以免耽误，不可随便购药服用。

多看。一看外包装。药品的包装盒上应有生产批准文号，有注册商标及生产厂家，药品的外盒上还应有生产日期和有效期。没有注明有效期的药品，一般最长使用期限不得超过5年。二看药品说明书。阅读重点：①了解药品的有效成分，有的药是复方制剂，成分复杂，一定要了解清楚，重复用药会引起过量中毒。②明确作用与适应证，选定与病症相适应的药品，用法用量要清楚。严格按说明书服用，才能达到预期效果。③了解药品的禁忌证、不良反应或注意事项。应根据使用者的病史对照，凡属禁忌范围者切勿使用。说明书上提示的不良反应，在使用过程中，应多加注意，如出现不良反应（如皮疹、皮肤瘙痒等）应立即停药并及时去医院诊治。④查看药品储藏条件。有的药品需避光或通风干燥或低温等条件储存。应严格按说明书的要求，妥善保管和贮存。三看药品外观性状，以防购到劣质和变质药品。对片剂、丸剂要观察有无氧化、受潮、裂片、松片、霉变及斑点等；对水剂看是否清亮，有无变色、沉淀；对口服液要留心有无漂浮物、异杂物、絮状物及"说明书"上没有注明的沉淀物；对粉针剂，看有无溶化或黏结成块；对酊剂，看有无分离、沉淀及变味等。

开据并保存购药发票。购买者开据并妥善保管好购药发票，如果发现所购药品是假药、劣药，可持发票和有关药品向药品监督管理部门举报。这样，不仅可得到保护和一定的补偿，也使假药、劣药不再危害他人。

总之，由于药品是特殊商品，若购买、使用必须审慎，否则不但治不了病，反而会延误诊治。

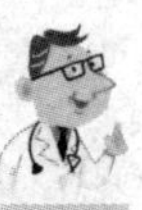

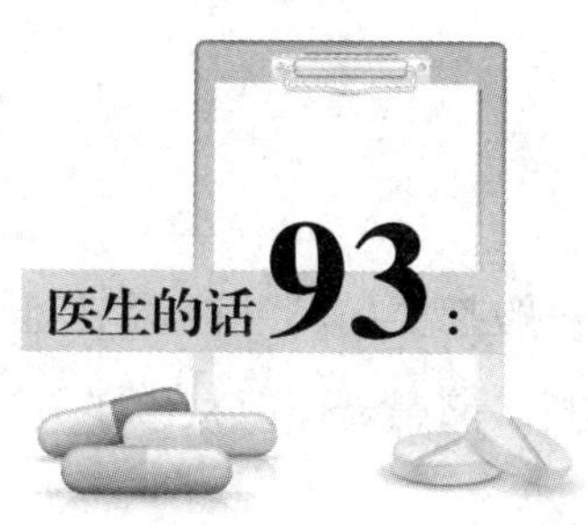

了解法律规定，准确判断假药和劣药

根据《药品管理法》规定，假药是指：

1. 药品所含成分的名称与国家药品标准或省、自治区、直辖市药品标准规定不符合的。

2. 以非药品冒充药品或者以它种药品冒充此种药品的。有下列情形之一的则按假药处理：①国务院卫生行政部门规定禁止使用的；②未经批准取得批准文号而自行生产的；③变质不能用的；④被污染不能用的。

劣药是指药品成分的含量不符合国家药品标准的。有下列情形之一的，按劣药论处：①未标明有效期或者更改有效期的；②不注明或者更改生产批号的；③超过有效期的；④直接接触药品的包装材料和容器未经批准的；⑤擅自添加着色剂、防腐剂、香料、矫味剂及辅料的；⑥其他不符合药品标准规定的。

“按图索骥”，辨别假劣药

要鉴别是不是假药、劣药，一般都要由药品检验部门的专业人员，才能作出正确的判断。但患者可以从以下几个方面找到假劣药品的“蛛丝马迹”：

从说明书上识别。合格的药品字体清晰，内容准确齐全，适应证限定严格。而假药说明书，内容不全并随意扩大疗效和适应证。

从批准文号上识别。现在的药品都应该使用新的批准文号。格式是：国药准字和1位拼音字母加8位数字。拼音字母表示药品的类别，8位数字代表批准药品生产的部门、年份以及序列号。假药一般都使用已经废止的批准文号。登陆国家食品药品监督管理总局网站（www.sfda.gov.cn）即可查询批准文号的真伪。

从商标上识别。合格药品包装上应印有商标图案及“注册商标”字样，有的还有防伪标或防伪激光图案，假药一般都缺少此项。

从药品包装上识别。假劣药品的外包装上一般都不太讲究质量，比较低劣粗糙。合格的药品外包装字体和图案清晰，印刷精致、色彩均匀。其产品批号、生产日期和有效期三项一个都不少。

从药品外观质量上识别。假劣药品的生产都不规范，因此表现出质量低劣，用药前发现药片出现变色、粘连、潮解，注射剂出现浑浊、沉淀、絮状物，颗粒剂出现结块、溶化、颗粒不均匀等现象时，不要购买。

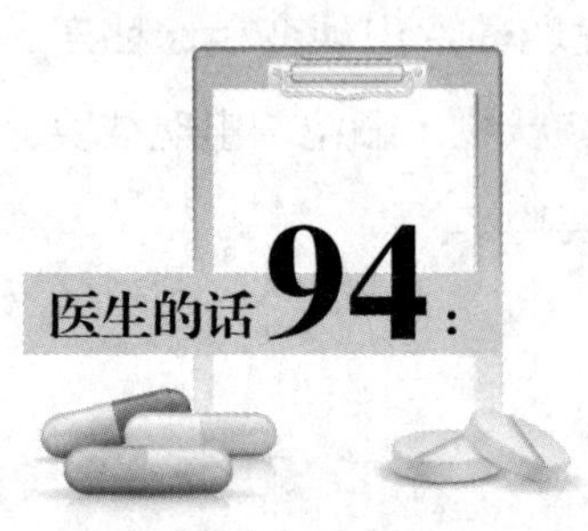

家庭需常备的那些外用药

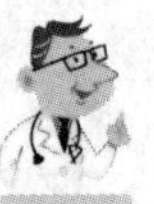

家庭中除了常用的内服药物外，还应该配备一些必要的外用药。有时家人不小心受了一点点外伤，在家里简单处理一下就可以了，省掉了去医院治疗的烦琐，且处理及时，创伤愈合得也快。如遇到较严重的外伤，也应对伤口立即进行消毒和简单包扎，以避免严重感染和出血，并要立即去医院做进一步的治疗。那么家庭常用的外用药物有哪些呢？

乙醇，俗称酒精，作为消毒剂使用时，常用浓度是75%，低于75%，达不到杀菌目的，高于75%，又会使细菌表面的蛋白质迅速凝固而妨碍乙醇向内渗透，也会影响杀菌效果。所以，当消毒伤口周围皮肤时，应用75%乙醇。由于乙醇涂擦皮肤，能使局部血管舒张，血液循环增加，同时乙醇蒸发，使热量散失，故酒精擦浴可使高热患者降温。用于物理降温的酒精浓度为 20%~30%，也就是说，用一份 75% 的酒精对两份水即可作擦浴用。

汞溴红溶液，俗称红药水，又叫红汞溶液，常用于皮肤擦伤、切割伤和小伤口的创面消毒。不能用于大面积的伤口，以免发生汞中毒；也不能与碘酊同时用，否则，两种药水相互作用会产生有毒的碘化汞，不但不能消毒杀菌，反会损伤正常皮肤，使伤口溃烂。

碘酊，俗称碘酒，常用 1%~2% 浓度。用于未破的疖肿及毒虫咬伤等。因为碘酊的刺激性很大，当伤口皮肤已经破损时，就不能再用了。如用碘酊消毒伤口周围的皮肤，应在稍干之后即刻用 75% 乙醇擦掉。如果没有碘酊，碘伏也可以。**碘伏**用于皮肤创口的消毒，有收敛作用，特点是不易引起刺激性的疼痛。注意对碘过敏的人不能用碘酊和碘伏。

甲紫溶液（龙胆紫溶液，紫药水），有杀菌作用，常用于皮肤、黏膜创伤感染时及溃疡发生时，也可用于小面积烧伤的创面。

京万红软膏，有活血解毒，消肿止痛，去腐生肌作用，用于轻度水、火烫伤，疮疡肿痛，创面溃烂。

创可贴，又名“止血膏药”，具有止血、护创作用。它是由一条长形的胶布，中间附以一小块浸过药物的纱条构成。由于它的结构的限制，创可贴只能用于小块的创伤应急治疗，从而起到暂时的止血、保护创面的作用。

此外，还应配备纱布、绷带、棉球、棉签和橡皮膏等卫生材料。

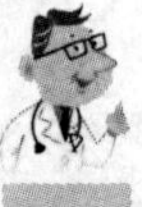

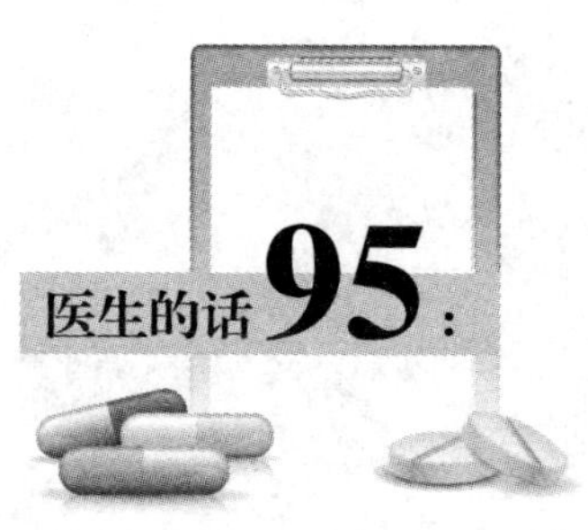

夏季药品储存“防暑”工作不可少

药物由于易受空气、湿度、温度、虫害、光线等诸多因素的影响而变得不稳定，因此暑期高温天气会给药物的储存带来许多新的问题，家中药箱里的药物也应做好必要的“防暑”准备。

夏季的连续高温，常常会影响西药的化学成分，使一些成分出现不稳定。例如一些胶囊受热会出现软化、破裂，甚至整瓶粘在一起；一些针剂、口服液在炎热的夏季也容易出现絮状物、沉淀物、变色、霉变、结晶以及出现大量气泡等；一些颗粒剂和糖衣片剂受热易发黏、结块，密封不严的还容易生虫；一些药膏会出现酸败、色变、水油分离，甚至变质。因此，了解各种剂型的储藏条件，按照储藏条件来存放是很必要的。

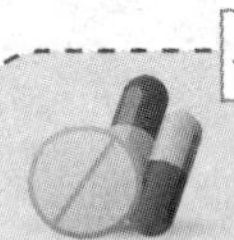

知识加油站

药品贮藏术语

常温，是指10~30℃。

冷处，是指2~10℃。

凉暗处，是指在避光且不超过20℃的地方。

阴凉处，是指在不超过20℃的地方。

常见的维生素C等怕光药品注意避光保存，胶囊、颗粒剂、栓剂等制剂则应注意防热保存，除此以外，各种散装的西药要注意分别放入密闭的棕色玻璃瓶，内服药和外用药不能放在一起，否则容易串味。一些暂时没有用完的注射液，如胰岛素等，这些药品可以冷藏不可以冷冻，否则会影响疗效。液体外用药品如滴眼液、洗剂等在夏季最好放置在冰箱中冷藏，以获得较长的保存时间。外用的乳膏保存温度过低可引起基质分层，影响软膏的均匀性与药效，故只要在室温下保存即可。液体制剂如止咳糖浆、抗过敏糖浆、解热镇痛溶液或感冒糖浆，这些糖浆制剂开瓶后一般也不需要放在冰箱内，只要在室温下保存即可。

名贵中药则必须在低温环境下隔绝空气贮存，家庭最常见的保存方法就是把它们晒干后，分别用干净的塑料袋或玻璃瓶密封，并放入冰箱冷藏室储存。

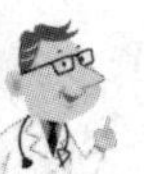

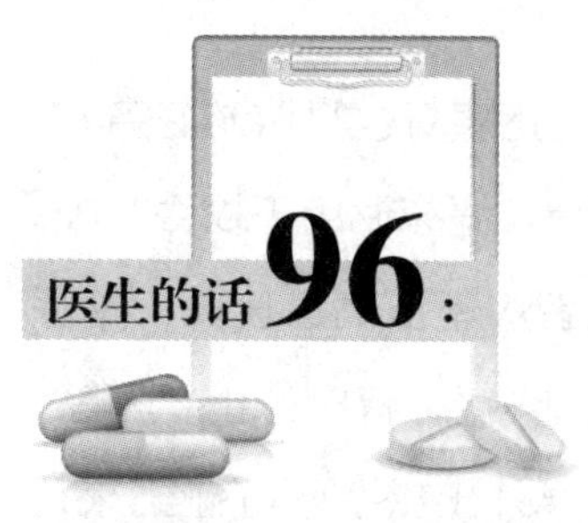

出门旅游这些药少不了

天有不测风云，旅游在外，难免会遇上身体不适，随身携带旅游常备药，可为您的旅途减去烦恼，增加欢乐。

旅游常备药主要有以下几种：

防晕车类药物。茶苯海明片（乘晕宁）。

抗感冒类药物。旅行中天气冷热变化无常，一旦出现感冒，最好在其刚刚萌芽时就加以控制。泰诺感冒片、白加黑、新康泰克、速效伤风胶囊等感冒药可以迅速缓解感冒症状，维C银翘片等中成药对感冒初期症状也很有效，特别是夏天得了风热感冒更适合吃。

止泻类药物。在外吃饭，胃肠道容易受伤，小檗碱（黄连素）或诺氟沙星（氟哌酸）配合蒙脱石散（思密达）或药用炭片相隔2小时服用，可以迅速抗菌止泻，伴有恶心呕吐症状的旅客也可服用藿香正气水、藿香正气丸或软胶囊等。

外用药。创可贴、碘酊、伤湿止痛膏也是旅游必备药；此外红花油用于外伤或扭伤，风油精、清凉油用于蚊虫叮咬。

自身疾病药物。如高血压患者应备抗高血压药，糖尿病患者应随身携带糖水和降糖药，哮喘患者应备止喘药等。

此外，对于女同胞而言，如果外出旅游刚好碰到来月经，可以在经前 5~7 天开始口服甲羟孕酮（安宫黄体酮），每天 5 片，一天一次，早晚均可，服到旅游回来为止，一般停药后 3~4 天会来月经。

当然，以上药品也不是出游全部需要准备，您可以根据出行的地点和出行人员的情况，有选择地携带。

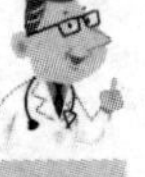